中西医结合感悟与临床心得

赵锡堂 著

人民卫生出版社
北京

版权所有，侵权必究！

图书在版编目（CIP）数据

中西医结合感悟与临床心得 / 赵锡堂著. —北京：人民卫生出版社，2021.1
ISBN 978-7-117-31231-8

Ⅰ. ①中… Ⅱ. ①赵… Ⅲ. ①中西医结合-临床医学-经验-中国-现代 Ⅳ. ①R2–031

中国版本图书馆CIP数据核字（2021）第027098号

| 人卫智网 | www.ipmph.com | 医学教育、学术、考试、健康，购书智慧智能综合服务平台 |
| 人卫官网 | www.pmph.com | 人卫官方资讯发布平台 |

中西医结合感悟与临床心得
Zhongxiyi Jiehe Ganwu yu Linchuang Xinde

著　　者：赵锡堂
出版发行：人民卫生出版社（中继线 010-59780011）
地　　址：北京市朝阳区潘家园南里 19 号
邮　　编：100021
E - mail：pmph@pmph.com
购书热线：010-59787592　010-59787584　010-65264830
印　　刷：北京铭成印刷有限公司
经　　销：新华书店
开　　本：710×1000　1/16　印张：8　插页：4
字　　数：111 千字
版　　次：2021 年 1 月第 1 版
印　　次：2021 年 2 月第 1 次印刷
标准书号：ISBN 978-7-117-31231-8
定　　价：58.00 元

打击盗版举报电话：010-59787491　E-mail：WQ@pmph.com
质量问题联系电话：010-59787234　E-mail：zhiliang@pmph.com

著者简介

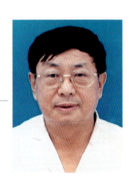

赵锡堂，男，汉族，1945年生，山东烟台人，中西医结合主任医师、教授、心血管内科病专家，山东省第五批老中医药专家学术经验继承工作指导老师、全国第六批老中医药专家学术经验继承工作指导老师。

1970年7月山东医学院医疗系本科毕业，同年参加工作，1981年山东中医学院西学中系毕业，获第二高校毕业证书。1981年起先后在烟台毓璜顶医院（首批山东省三甲医院）内科、干部保健科、中西医结合科从事内科及心血管病中西医结合医疗工作，1990年以来担任科主任直至2006年12月退休。1987年3月至1988年3月在中国医学科学院北京阜外医院、心血管病研究所进修学习一年。曾任烟台毓璜顶医院干部保健科主任、中西医结合科主任，烟台市中西医结合研究所所长，兼任中国中西医结合学会养生与康复专业委员会委员，中华医学会山东省老年病专业委员会委员，烟台市老年病专业委员会主任委员，烟台市干部保健专家咨询委员会委员，被评为烟台市专业技术拔尖人才。2003年被山东省人事厅、卫生厅批准为山东省首批名中医药专家。

赵锡堂先后在省级以上医学杂志上发表论文30余篇，参编论著5部，主持的（任第一研制人）省科委资助的科研课题"中西医结合抢救急性心肌梗死临床研究"于1998年获山东省科学技术进步奖二等奖；同年课题"X综合征、高胰岛素血症及药物干预的研究"获山东省医学科学进步奖三等奖（任第二研制人）。

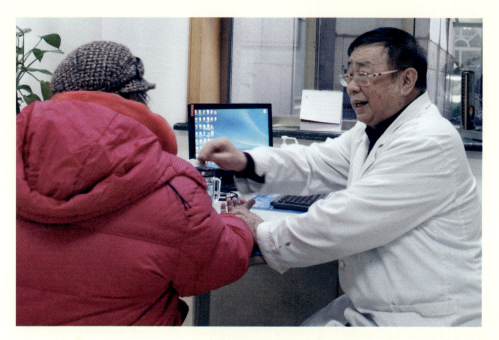

赵锡堂先生在门诊

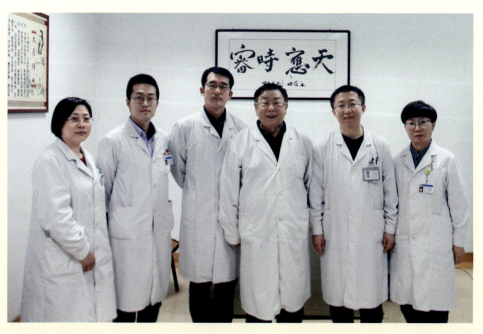

赵锡堂先生与学生在一起
（学生：左一邵丽，左二宋至诚，左三王利；右一付毅敏，右二姜廷枢）

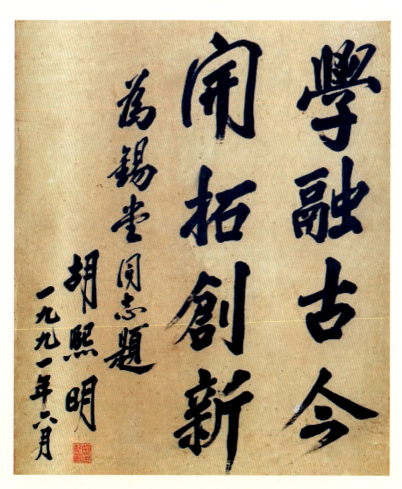

原卫生部副部长兼国家中医药管理局局长胡熙明
1991年6月考察烟台毓璜顶医院时题词鼓励

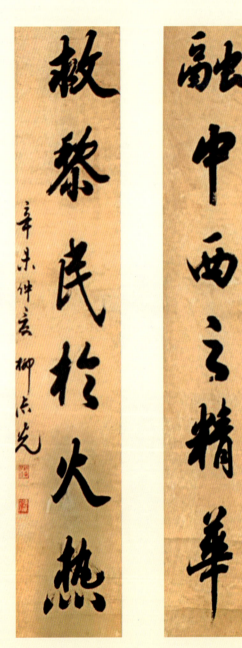

原山东省书法家协会副主席、烟台市书法家协会主席柳志光赠联

田文序

我作为比作者较早一代的中西医结合工作者、探索者,作为见证作者40年中西医结合历程的同道,尽管已到86岁的耄耋之年,看到作者的《中西医结合感悟与临床心得》的原文,甚为兴奋,总体上是赞同与支持他的理论诠释与临证经验总结的,应邀为他出版的这本书作序,还是欣然接受的。

中医药学是理论全面、疗效优良的民族医学,也是毛泽东主席肯定的"伟大宝库",是中外医学界公认的"科学史上的奇迹",正像作者及广大中医及中西医结合医者所认可的"博大精深的岐黄之道,浓郁的民族特色,系统的理论体系,独特的诊疗方法,浩瀚的文献史料及显著的临床疗效,屹立于世界医学之林,成为人类医学宝库的共同财富"。作者本人不忘初心,牢记使命,牢记医圣张仲景"勤求古训,博采众方"的脍炙人口的医训,排除一切干扰,坚守中西医结合事业不动摇。对任何疾病的治疗都坚持中医辨证与西医辨病相结合,守护与开拓中医的原创思维,并在临床各种疾病中,探索中西医各个层面的融合措施及意义,在坚持中医的原创理论与原创思维的基础上,引进西医的微观辨证与之结合,敢于在各种疑难疾病,尤其像急性心肌梗死这种危急疾病中坚持中西医结合诊疗方式,取得了良好的成绩。对于各种恶性肿瘤以及内科、妇科各种慢性疾病以中医为主辨证施治,也取得了良好疗效,受到广大患者的好评。

作者应用辩证唯物主义理念尤其是自然辩证法的系统论的理念,结合中医原创理论，对中医的理、法、方、药进行全面、深刻的诠释，对中西医结合事业充满希望，并期待最终的整体医学、整合医学。应该说该书内容既有中西医理论的高度，又有丰富实践经验的论证；既对中医的博大精深及令人惊奇的疗效富有深厚情感，又对中医药中存在的"以经释经"的弊病怀有强烈改革的期望。本书立意正确，既有科技含量较高的科学论证，又有流利的科普语言，通俗易懂，举一反三，佐证旁论，尤其强调中西医结合应上升到"核心思维""核心处方"的高度，才能避免西医的"千人一面"的僵化及中医四诊合参中的一叶障目的困境。作者对近代全国著名的中医专家及中西医专家的学术水平、临床经验及社会影响做了较全面的概括及诠释，希望全国中医界及中西医结合工作者作为心中的榜样模仿学习也是必要的。作者本人积极参与中西医结合事业的个人奋斗史也是值得从事中医现代化及中西医结合事业的同道们学习的。

希望读者也像书名一样，既要因感悟受启迪，更要学习其中知行合一的学术思想。

作者一心扑在中西医结合的临床实践中，积累了丰富的多种治病的经验。书中后半部分关于常见疾病的中医治疗，疗效满意，经验可信，值得一读。我曾为山东省首批三甲医院（青岛大学附属烟台毓璜顶医院）的院长兼党委书记，也算是他的中西医结合事业的启蒙者与见证者。

2020 年 6 月于烟台

目　录

第一章　两种医学的协同与
　　　　探索⋯⋯⋯⋯⋯⋯⋯⋯⋯ 1

第一节　理论与思维方式的
　　　　协同与探索⋯⋯⋯⋯⋯ 2

第二节　临床实践的融合
　　　　与发展⋯⋯⋯⋯⋯⋯⋯ 11

第二章　中医理论精要
　　　　感悟⋯⋯⋯⋯⋯⋯⋯⋯ 15

第一节　中医基本理论概说⋯⋯ 15
　一、气一元论的系统论特征⋯⋯ 15
　二、阴阳学说与辨证论治⋯⋯⋯ 17
　三、"天人相应"与"形神统一"⋯⋯ 22
　四、脏腑学说与经络理论⋯⋯⋯ 26

第二节　中医病理学特点⋯⋯⋯ 40

第三节　中医诊断学特点⋯⋯⋯ 43
　一、望诊⋯⋯⋯⋯⋯⋯⋯⋯⋯⋯ 43

　二、闻诊⋯⋯⋯⋯⋯⋯⋯⋯⋯⋯ 44
　三、切诊⋯⋯⋯⋯⋯⋯⋯⋯⋯⋯ 45
　四、问诊⋯⋯⋯⋯⋯⋯⋯⋯⋯⋯ 45

第四节　中医治疗学特点⋯⋯⋯ 47
　一、"标""本"统治的医疗法则⋯⋯ 48
　二、正邪分争的标本关系⋯⋯⋯ 49
　三、治疗阴阳偏盛偏衰先后的
　　　原则⋯⋯⋯⋯⋯⋯⋯⋯⋯⋯ 49
　四、强调内外先后的治疗原则⋯⋯ 49

第五节　中医药物学特色⋯⋯⋯ 52

第三章　感悟中西医结合⋯⋯ 62

第四章　在中西医结合的
　　　　道路上前进⋯⋯⋯⋯ 75
　一、艰辛的从医历程⋯⋯⋯⋯⋯ 75
　二、阜外进修，受"导弹之父"
　　　鼓舞⋯⋯⋯⋯⋯⋯⋯⋯⋯⋯ 80
　三、董建华名老中医的指导⋯⋯ 81
　四、事迹回顾⋯⋯⋯⋯⋯⋯⋯⋯ 81

五、学术见解 ……………… 83
六、临床经验 ……………… 86
七、我喜欢别人称我"老中医"… 89

第五章 常见疾病的中医治疗经验 ……… 90

一、感冒（上呼吸道感染）…… 90
二、咽喉炎 ………………… 92
三、支气管炎 ……………… 92
四、支气管哮喘 …………… 93
五、过敏性鼻炎 …………… 94
六、肺纤维化 ……………… 95
七、慢性胃炎 ……………… 96
八、溃疡性结肠炎 ………… 97
九、肝炎与肝硬化 ………… 97
十、胆石症、胆囊炎 ……… 98
十一、慢性功能性便秘 …… 98
十二、高血压病 …………… 99
十三、冠心病（心绞痛）… 101
十四、慢性心力衰竭 …… 102
十五、缺血性脑血管病 … 103

十六、血管神经性头痛 …… 104
十七、颜面神经麻痹（周围性面瘫）………………… 105
十八、癫痫 ………………… 107
十九、睡眠障碍 …………… 108
二十、帕金森病 …………… 108
二十一、抑郁症 …………… 109
二十二、糖尿病 …………… 110
二十三、甲状腺功能异常 … 111
二十四、高脂血症 ………… 112
二十五、慢性肾小球肾炎 … 113
二十六、尿路感染及肾盂肾炎 … 115
二十七、前列腺增生 ……… 115
二十八、慢性前列腺炎 …… 116
二十九、类风湿关节炎 …… 117
三十、系统性红斑狼疮 …… 118
三十一、干燥综合征 ……… 119
三十二、强直性脊柱炎 …… 120
三十三、痛经 ……………… 121
三十四、更年期综合征 …… 122
三十五、恶性肿瘤 ………… 122

第一章
两种医学的协同与探索

我们国家医学原有两大类，一类西医，一类中医。中华人民共和国成立以来，中西结合医学犹如旭日东升，焕发出无限的生命力。它也是一种新兴医学，只不过是在发展阶段。几位有成就的中西医专家经过多年的实践总结和哲学概括给中西医结合的定义是："中西医结合医学是一门研究中医和西医在形成和发展过程中的思维方式、对象内容、观察方法，比较二者的异同点，吸取二者之长，融会贯通，创造医学理论新体系，服务于人类健康和疾病防治的整体医学。"简称为中西医结合。它代表了未来医学发展方向——整体医学。

多少年来，中医、西医及新兴起的中西医结合专家经过几千年（中医）、几百年（西医）、几十年（中西医）的探索、研究及临证实践，取得了这三门医学的深入进展与理论、经验及成果的飞跃，可谓砥砺奋进。原来格格不入的中医与西医开始融合了。目前，不仅有西医专家、中医专家，还多了个中西医专家。职称也有了中西医结合副主任医师、中西医结合主任医师。西医离职学习中医研究班，"西学中系"，中西医结合学校、学院、研究院、研究所在全国兴起。尽管中西医结合的队伍及规模还较弱少，但它取得的科研成果，良好的临床效果却是令人瞩目的，具有开创性及广阔的发展空间，它代表正在快速发展的整体医学未来的方向。

许多科研工作者都认为，当今的社会是科学技术爆炸的时代，正在高度高速发展的科学技术革命既向西医学的飞速发展注入了更加强大的生命力，无疑又对相对墨守成规的中医学发出了严峻的挑战——能跟上时代步伐吗？然而从来没停止发展脚步，历经两千多年的临床实践及充满辨证理论与方法，疗效惊艳全球的中医中药也向现代科学技术发出了挑战——现代科学技术能给中医合理的解析吗？答案显然不是那么明确与确定的。

第一节 理论与思维方式的协同与探索

西医是实验科学，它是建立在科学实验之上的，通过对人体的各个部分分别进行解剖实验，运用诸如组织学、物理学、生物化学及分子生物学等方法来观察研究人体的生命现象，从而建立起西医学的理论体系，其思维方式以分析医学思维为主，从哲学角度看是还原论思路，它把人体穷尽到分子—原子，细胞及细胞内部结构的微观水平，认为疾病的本质在于特定细胞的损伤，一切疾病都是局部的。诚然，西医迅速发展解决了不少中医无法解决的难题，包括外科手术切除局部肿瘤，结扎止血，多种局部病损手术，还有上千种化学药品，生物药品，包括各种抗生素、抗病毒药，各种降压药、降糖药、化疗药、扩血管药、免疫药及生物疫苗等的广泛开发与临床应用。近几十年来开展的器官移植、试管婴儿、克隆技术等多种科研成果，也都是近代科学近代医学的成就，有许多是中医中药无法比拟的，应该承认西医对维护人类的健康功不可没。

第一章　两种医学的协同与探索

在从事中西医临床过程中，长期在较大的综合性医院工作的我常听到一些西医大夫说，中医缺乏科学性，我认为这种看法是有偏见的。

中医，这个被称为"东方明珠""科学史上的奇迹"，经历几千年而不衰，几经攻击而始终生命力不减的一门传统医学为什么仍被中国乃至世界人民所认可、爱戴及接受，答案是明确的。即它有广泛而深刻的医学科学内涵及西医多个方面不及的可靠疗效，它是传统医学、经验医学，但也是一门含金量极高的科学医学。说它是深藏在中国广袤大地的通灵宝玉，有采不尽的宝藏，处处闪光的金子，这种赞扬不为过。中国人民之所以数十代人口为世界之最，生生不息，是因为几千年的中医中药为其生存与繁衍的保护神。《黄帝内经》中开展医学问答的黄帝与岐伯不是两个人，而是多少代数百数千个医学专家的化身。《黄帝内经》研究人的生命与疾病，创立了关于人的有机规律的一整套理论——中医理论、岐黄之学。岐黄之学靠的是自身创造与不断发展的研究思路——岐黄之道。中医的岐黄之道是东方文化的见解与精华，是中国医学的思路，也是中医的精髓，它是研究人的健康与疾病的方法，也是认识人这个有机整体的道路，更是提供给历代医学家全面理解人这个整体的开门钥匙。毛泽东主席讲得再准确不过了，"中国医药学是一个伟大的宝库，应当努力发掘，加以提高。"中医药学以其博大精深的岐黄之道，独特的诊疗方法，浓郁的民族特色，系统的理论体系，浩瀚的文献史料，及显著的临床疗效，屹立于世界医学之林，成为人类医学宝库的共同财富。

近几十年来，一些哲学家、自然辩证法学家及医务工作者发现并深悟出医学中的一个深刻真理，就是博大精深的中医理论竟与现代系统学理论相一致，理、法、方、药一线贯穿的中医是用系统论思想充实并武装起来的。尽管在形式上是朴素的，但其性质与内容上与系统论有惊人的相似。原来在博大的中医学里埋藏有系统论的雏形，而系统论正是中医的本质与核心。几千年来，中国的祖先们一直在用系统论思想自觉或不自觉地认识人体与疾病，有效地防治疾病，维护人体的健康。尽管不能像现代一样明确地提出贯穿其中的重要思想方法及理论武器是系统论思想，但始终闪烁的是系统论的光辉。岐黄之道就是系统论之道，它在中医学中实际应用了两千多年，但这个概念在当今仍是崭新的，甚至是模糊的，需要更深入地探索与认识。充满系统论的中医学是灿烂的中国文化的一部分，是其他国家所不及的，是博大精深、疗效可靠，为中国人引以为自豪的民族医学，不言而喻，也必将是世界性的。

系统论的创始人是美籍奥地利生物学家贝塔朗菲，他在20世纪40年代提出并创立了一般系统论，他指出："在现代科学和生活的整个领域里都需要新的概念思考方式，新的观念和范畴，而从某方面说，他们都是以'系统'概念为中心的。"与系统论同时出现的还有控制论、信息论等，正在形成一门崭新的系统科学。这门科学从一个全新的角度揭示了世界的系统规律，确立了如何按系统规律来认识和改造世界的思维方式，其主要内容可概括为：整体性原则、联系性原则、有序性原则、动态性原则。事物是可分析的，"整体大于部分之和"是社会与自然界的真理，整体的性能原则上不能归结为其组成部分的性能或其累加和，部分之间的相互作用是产生整体性的根源。这些相互作用的有序化程度决定着事物的进化与退化，事物的这种发展是一种自己组织的"自己运动"。

对于卫星上天及准确的地面定位，原子弹、导弹及大型电子计算机的研制，系统论思路贯穿整个科研与创造过程的始终。中医系统论思想包含在社会科学及自然科学的多种领域，涵盖了哲学思想、辩证法思想许多重要内容。西医也有系统论指导，但它是分析医学，是以还原论思路主导的实验科学，其系统论思想并不突出。

应该说哲学与医学二者携手并进，是中医学理论形成与发展的一个重要特点。抓住这一特点，对于我们理解中医理论的含义及指导中医临床实践具有关键性意义。中医学的系统观不只是健康与疾病的问题，而是着重揭示并驾驭健康和疾病现象中的系统规律，在方法及认识论中更依赖于系统思想的指导，所以本质属于方法论，是在中医学传统思路上发展着的中医新思路。用现代的哲学思想，主要是现代系统论，发掘与提升中医核心理论——朴素的、深藏的、博大的中医系统观，已是目前中医现代化及中西医结合工作者的重要责任与义务。现代世界科学正在从分析科学向系统科学方向发展，用系统论武装起来的中医中药恰好适应这一潮流，也是科学必然发展的方向。

有人批评学习中医及古中医书是骑着老牛看唱本，是历史的倒退。我认为这是没有认识到中医系统论的表现，是一种偏见。

由于生产力和科学水平的限制，古代科学没有必要的手段和条件来分析研究人体，因而只能直观地从整体水平上考察人体，中医就是古代哲学思想与直观加揣测及治病经验形成的传统医学，有人甚至把它理解为"揣学"，但系统论思想贯穿中医学确是不争的事实。中医理论较复杂，包含的因素太多，初学中医者易闯入中医繁杂理论中的"迷惑阵"，从而感到迷惘，甚至倒退不想学中医转而学西医，这就是中西医结合的难点，尝不到中医药的甜头就转头搞纯西医，这也是要走中西医结合之路的工作者异常步履维艰的原因之一。

少数西医工作者轻视中医是有其思想根源的，主要是他们单纯在西医还原论思路指导下形成的现代科学知识——西医学，被认为是"真知识""真科学"，形成了医学惟西医的一元论思想，而对中医不认为其有科学性。这种偏见，显然与受还原论思想影响较深有关。西医学造福于人类尽管有较多可以引以为自豪的事实，但其还原论思路发展是有尽头的，其本身也有不足。较之从系统论思想发展起来的中医中药也有不足之处，尤其对很多的慢性疾病，甚至疑难疾病的疗效，无优势可言，直至出现较大的差距。

可喜的是，几十年来，中西医开始协同与融合了，出现许多中西医结合治疗急病、慢病及疑难病的临床案例，体现了既高于单纯西医又高于单纯中医的中西医结合的典范与奇迹。出现了许多像董建华、施今墨、岳美中、赵锡武、王永炎等著名的中医专家及陈可冀、沈自尹、吴咸中、屠呦呦等著名的中西医结合院士、教授，他们为中医及中西医结合事业作出了不可磨灭的贡献。

中医与还原论思路截然不同，它对人与疾病的研究循着特定的方式——系统整体理念，这种系统整体观念是古代中医逐渐自觉不自觉在生产及防病治病实践中形成的。系统论观念体现的特点正是人体整体性、系统性及广泛的联系性，它恰恰是中医几千年来逐渐沿用的认识理念。而中医学中的阴阳五行学说、脏腑经络学说、正邪分争学说、八纲辨证学说、气血津液学说及六经传变学说等是分散地、广泛地存在于中医理论及实践中的，是自觉不自觉逐渐形成的理论及观念。我们把中医理论提升到现代系统论的高度来认识，正是要把分散的中医核心理论及一系列辨证施治的特点集中起来，再联系在一起，把中医全面系统地汇总起来，提升到自然唯物辩证法的认识论高度——现代系统论整体观的高度，从而使武装起来的中医理论为现代中医及中西医结合工作者提供科学的认识论的武器及开启中医尚未认识领域的钥匙。

有人认为，唯物辩证法分析问题实事求是，一分为二，不加任何限制及前提，而中医的"阴阳"及"脏腑""经络"都必须有某些限定及前提条件，这是中医理论的"不科学"，让人难以信服。人类是地球上最高级的动物，而研究人类的生老病死的恰好是医学。西医学、中医学从多个角度探索、研究、实践着为人类防病、治病及维护健康的最崇高的事业，而多学科多领域实践的结果只能是满意、基本满意和不满意。事实上，任何医学上的成果只能是基本满意和不满意两种后果。满意只是医生与患者对其防治结果的一种欣悦心情的表达，很满意是医生与患者对其防治结果的赞扬及褒奖。严格讲要达到医学科学上的满意是很难的。一个早期肿瘤患者发现肿瘤后及时切除了肿瘤，一个肺炎患者经过抗生素等治疗，临床痊愈了，解除病痛及后患，都满意了。但满意之中还有多少后遗症及不良因素存在着，而有许多不良因素用现代医学知识还感知不到，也许还需要已发现的并正在应用的信息科学、量子科学及其他人类尚未探索到的某些 X 学、Y 学来证实不满意或基本满意的后遗症及不良因素，只能说达到科学上的满意是相对的，基本满意或不够满意是绝对的。中医学治标又治本的优势也许能达到科学上的满意或基本满意，将那些后遗症或不良因素包括尚未认知的不良因素消除或基本消除。用中医中药治病有太多的说服力了。一个慢性肾炎伴肾功能不全的患者经中药治疗后，尿蛋白减少一半，高血压下降了，血肌酐及尿素氮下降了，全身不适症状基本消失了，患者常反问医生："我只说我的尿少、水肿、头痛这些症状，为什么我没给医生讲的听力下降、腰痛、睡眠不好、乏力等症状也明显好转了呢，您真是了不起的医生，我太感谢您了。"这个长期靠西医药治疗的患者第一次尝到用中药后的满意效果，享受到解除痛苦的幸福感。这是中医药整体观、系统论及辨证施治的优势，是多系统、多层次、多靶点治疗疾病的优势。要真正感谢的是我们中医祖宗——黄帝、岐伯、张仲景、李时珍等成千上万的医家，要感谢"神农尝百草"甚至付出生命而换来的有效的中草药啊！科学发展是无止境的，永远在前进的路上。那种被科学界公认的组成物质的最小粒子——"原子"，被认为永不可分割的最小的"宇宙之砖"不是又被打破了吗？大自然给每一代人类到知识积累能为科学及人类服务的时间是短暂的，只有几十年的时间，这些能为人类及科学有作为的人，大多数是靠后天的知识积累，即大医学家张仲景所说的"勤求古训，博采众方"的奋斗精神。从这种角度上讲，那种踩着前人及别人的肩膀往上发展的论点是正确的、必须的，这与偷窃别人的知识及科研成果完全是两码事。前者是撸起袖子加油干的时代精英，后者是道德败坏，对社会有害的伪君子。

为什么中医理论要有某些限定及前提条件，比如中医的阴阳与阴阳学说，对人体与疾病及治病中许多生理、病理变化及辨证施治都用阴阳解析，而不是用矛盾论诠释？个人认为，矛盾论不能像阴阳学说一样诠释活蹦乱跳的动态中的人。

中医学受历史条件限制而形成医学理论，其中最重要的是阴阳学说，必须对阴阳给予某些限定及附加条件，比如设定人体，外为阳，内为阴，背为阳，腹为阴，人体中的脏为阴，腑为阳。《素问·阴阳应象大论》说，"水火者，阴阳之征兆也"，凡性质似火，具有光明、温暖、向上、向外、兴奋、亢盛等特征者皆属阳，相反，性质似水的，具有晦暗、寒凉、向下、向内、安静、抑制等特征者，都属于阴。只有这种附加条件及限定才能从整体、系统地观察人体的生理、病理变化，为阴阳学说注入最基础的条件及支持。这也是为什么中医能形成系统论，从而能以此理论进行临床辨证施治的重要的限定及前提条件。在中医浩如烟海的万千古书中，我们是看不到"系统论""整体观"及"系统质"这些词汇的。"系统质"是中医系统论中的一个重要"因素"或"一组因素"，它像中国象棋中的一个个棋子，只有像下象棋一样地掌握"系统论"及"系统质"，才能下好人体这盘象棋，并取得胜利，具体讲是人体中的正胜邪去，人体自安的结局。

什么是人体中的"系统质"，它是人体系统论中的人为设置的重要概念及因素或一组因素。没有多种"系统质"，就不存在中医中的系统论及系统理念。这个系统质应该理解为只存在于活着的人体的整体水平的属性、功能、行为，是客观存在而又不能用现代科学说明其物质特性的因素，它既有结构及功能的特征，又有"时间"及"空间"的特质，看不到，摸不着，抓不住，只存在活着的人体中。比如：症、证、精、气、神、脏象、气血、经络，等等，这个涵盖了人体中的结构、功能及广泛联系性的中医理论中的新设定的系统观中的多个"系统质"，将提纲挈领地把一些理论提升到现代水平的辩证认识观中，加深对于有别于西医的中医几个重大特点及优势的认知度，尤其是中医强调的人体的整体性、广泛联系性、功能性、自我恢复性、有序性、动态性、调理性及"天人相应""形神统一""身心合一""五运六气""脏腑经络学说""阴阳五行学说""气血津液学说""八纲辨证学说""六经传变学说""气化观点""升降出入观点""六腑以通为用"观点等。

贝塔朗菲的"有机论"指出，生物体不是个别"部件"杂乱无章的堆积物，而是一个统一的有机整体。这个有机整体具有一种或多种新质——系统质。这个系统质既不同于各部分的性质，也不同于各部分性质的相加和。它在结构上可以没有具体的物质形态，可能作为系统状态的某种属性、功能或行为存在，只有借助系统分析才能揭示它。中医基础理论的各个基本原理，就是多个机体的"系统质"的重要抽象及概括，这些靠医学家长期观察、研究、总结出的"系统质"有其不可动摇的客观存在性，必须依赖"系统质"才能说明中医系统理论的统一性、系统性、广泛联系性、动态性及有序性。它们是虚空的，看不到，听不见，摸不到，抓不住，人活着就存在，人死了就什么系统质都消失了。有些人把"系统质"看成一种或多种态势，称"态"，也是可以的。

"系统质"与"要素质"有原则上的差别。所谓"要素质"是构成系统的诸要素（部分）的属性、功能、行为。中医系统论中的系统质概念多体现在整体功能、属性及行为中，就是强调"整体不等于部分之和""整体大于部分之和"的理念及事实。中医的"气"的升、降、出、入，决定着人体的正常运动及功能，它就是人体中大于部分之和的最大的系统质，是作为功能系统最本质的属性、功能及行为。中医基础理论的各个基本原理，正是包含在机体的"系统质"的一些重要抽象和概括。作为构成人体的基本物质并维持生命活动的基本功能——"气"或"元气"靠体内的诸多种类的"系统质"诠释着人体生理现象、病理变化以及辨证施治、药物、针灸及推拿治疗的生物效应。所谓"要素质"可理解为组成"系统质"的各个孤立部分，如中药"四君子汤"方中的党参、白术、茯苓、甘草四味药就是组成"四君子汤"方中的各个要素质，当这四种药物组合一起熬成汤药，在人体中发挥补气温脾作用时，就是系统质作用了。再如盖房子用的砖、瓦、水泥、木料、钢筋都是要素质，当它们被人们巧妙组合盖成房子，适合人类居住，满足人类的各种生活需要时，就是系统质的作用了。

中医学秉承中国的科学传统，按照人类观察自然所形成的自然观的法则——中医自然观（元气观、整体观、系统观等）认识、总结、实践中医，形成了以"气"为中心，以"气"为中医自然观的核心及哲学基础的理论体系，换言之，中医自然观的哲学基础就是元气论，元气是万物之本，是人体之本、生化气化之源、生命之源，是宇宙的物质基础。没有"气"的概念及理论就没有中医的整体性、系统性及辨证施治的整个理论基础，中医学就不存在了。而整体性、辨证施治、广泛联系性是中医自然观的三大基本特点，也是中医系统理论的基本核心。

整体性是人的根本特性，整体观是中医学的一个根本观点。现在各种教科书把中医整体观表述为："重视人体本身的统一性、完整性及其与自然界的相互关系。"这种概括所表述的内容是真实的，但它不能全部反映中医整体性更深刻的内在联系性——内涵。要认识整体性的内涵，必须对现代系统科学的一个重要概念——"系统质"进行充分了解及深入认识。以上讲到系统质只存在有机人体活着的生命过程中，如人体中的精、气、血、神、气化、脏象、阴阳、经络、正与邪等，这些系统质穷尽了"易"的观念、"五运六气"观念、"天人相应"观念、"形神合一"观念、"阴阳五行"观念、"脏腑经络"观念、"正邪分争"观念、"气血津液"观念、"六经传变"观念、"取类比象"观念及"八纲辨证"观念、"辨证施治"观念等一系列理、法、方、药一线贯穿的理论体系。这些理论及认识既有形态的，更多的是无形的、功能性的，它有时间性，又有空间性，它们之间相互联系、相互作用，互相引用，你中有我，我中有你，看不到，抓不住，简直是个迷宫，是一个难以破解的八卦阵。无怪乎一些中医的初学者认为学习中医理论就像爬珠穆朗玛峰一样，感到那样艰难，甚至止步不前而望洋兴叹："不学了，不学了，中医太难学了。"如果我们注重于多学一些哲学、自然辩证法，站在现代系统论的高度来学习、研究中医，就能茅塞顿开，豁然开朗，眼前就会出现学习中医道路较平坦的新的天地。我的中医大学的自然辩证法老师祝世讷教授，是一位受人尊重的全国著名的自然辩证法教授，发表了不少中医自然辩证法论文，撰写了不少书籍，如《中医系统论》等，认真多次读他的论文及书籍，能给你一把打开"中医黑箱"的钥匙，我们把中医学按系统论中控制论观点把人体看成一个"黑箱"，它既不是"白箱"也不是"灰箱"，是一个打不开的"黑箱"，打开观察研究下去，按西医还原论分析研究下去,就是向"灰箱"发展,但永远达不到"白箱"的完美程度,需要从更深的细胞学、分子生物学、信息学、量子科学等深入探索研究下去,最终才能基本接近"白箱"的水平——永远是接近水平。

如果我们在临床中把中医的系统论思路与西医的还原论思路有机地结合起来,并把它们的认识方法深入到临床实践中去,宏观辨证与微观辨证结合起来,辨病与辨证结合起来,中医的系统论与西医的循证医学实践结合起来,两种医学取长补短,优势互补,无论理论上或实践上都要认真、深入地一点点结合,一步步融合,才能逐渐开出中西医结合的鲜花,结出二者结合的硕果。当我们尚能进入到博大精深的中医这个医学知识的王国之时,初步尝到中医药特殊疗效的甜头之时,越来越深刻地感到时间给人类的生命历程太短太短,就像在浩瀚的太平洋上游泳,永远游不到尽头。就拿中医的整体观一个方面讲,"整体性"三个字那么容易被人理解,用在人体的认识论中又是多么复杂而深奥。"一加一等于二"和"一加一不等于二",与"整体等于部分之和""整体不等于部分之和"是一个道理,现实生活中,"一加一等于二"和"整体等于部分之和"好理解,容易被人认知及接受,而"一加一不等于二""整体不等于部分之和"就很难被人理解与接受了。中医学恰恰是后者,整体性包含着无数个不等于,其整体性的内涵仍需长期探索及总结研究。

第二节 临床实践的融合与发展

人何止有艳丽、壮美的整体外形,有体魄,有力量,更有思想及感情,能劳动创造,能上天入地入海,能用各种语言交流,会读书、写字、绘画、唱歌、跳舞及写那么多文化科学书籍。这是凡是"人"都皆知的事实,为什么我还要这么凡俗地提及这个最基本的人类皆知的常识？是要强调人类要珍爱自己的生命——大自然经过数百数千亿年演变而诞生的地球上最高级的生命。要珍爱生命，就必须有"医学"作为健康及生命延续的保证。中医是全世界最宝贵、最有效、最广泛的民族医学，它既是民族的，也是世界的。中西医两种医学更好地融合与发展已在近百年来成为医学家共同的责任，尤其是中华人民共和国成立后，毛泽东主席倡导的中西医结合事业得到了长足融合与发展。多少年来，人们利用自然科学及经验科学去探索人体内部的结构与奥秘。中国是最早进行人体解剖学研究的国家之一，但因历史诸多因素的限制，后来又明显落后于西方国家。但中医学作为独立于西医学之外的特殊医学，已在广袤的中国大地及世界各地发挥了许多优于西医的医疗保健作用，而被称为中国的"通灵宝玉""医学上的奇迹"。

可喜的是，不少西医大夫对中医的认识有了向正确轨道的转变。当遇到西医药解决不了的疾病时会对患者说："请您到中医科去找中医大夫看病吧，也许他们能治好您的病。"一个是瞧不起中医，认为学习中医是向历史倒退，一个是相信中医，介绍西医药治不好病的患者到中医科治病，两种相反的态度提示了西医对中医的认识的良性转化，提高了部分西医工作者对中医临床治疗多种慢性病，包括疑难疾病的认知度及信任度。临床中经常看到一些发热久而不退的患者，用西药抗生素及抗病毒药或解热镇痛药效果不理想，副作用多，而改换中药解表清热或清热解毒的方剂，按中医四诊合参，辨证施治则有热退病除的效果，常使不少西医同道感到惊讶。对于这类发热患者，既有中医"卫气营血"的辨证，又有八纲中"表里""寒热"的辨证施治。还有一些长期头痛的患者，用西药疗效不理想，而改用中医药辨证施治，疗效就极为满意。或按风热头痛，或按风寒头痛，或按阴虚阳亢，或按痰瘀阻络，或按气虚血瘀等中医认为的"病机"给予合理辨证施治，就达到了"头痛"症的明显缓解直至痊愈。有些病，单纯西医治疗效果一般，复发率高，而改纯中医治疗，也不满意，但中西药同时应用，达到了疗效既满意、复发率又低的结果，这也是不争的事实。如甲状腺功能亢进的患者用西药甲巯咪唑加中药辨证施治治疗,主要针对"甲亢"病的特点阴虚火旺、热毒伤络应用滋阴清热、镇惊安神、软坚通络组方原则,形成一个治疗甲亢的"核心"方剂,就能达到病情的及早控制,得到其甲亢的三项指标"T_3、T_4、TSH"改善较早、较快、较稳定的极好疗效。笔者50余年来治疗数百例甲亢患者,已深有体会。关键要抓住甲亢患者的"核心病机",靠"核心思维"形成的"核心处方",配合西药联合治疗,其疗效明显高于单纯西药,也高于单纯中药,这是中西医结合的优势——临床实践证明的优势。

以上的"核心思维""核心病机""核心处方"是我在几十年的中西医结合临床实践中积累起的新理念。提到"核心思维"及"核心病机"的新概念,首先要对中医的原创思维做一全面深刻广泛的了解。中医的原创思维的优势就是系统论思想,多个系统质的集合体的动态思维,从而注重从多维度、多层面、多靶点、立体的动态视角观察、把握、辨析复杂多变的人体的生命现象,在观察、分析、研究人体生命活动规律与疾病时,运用系统论理念,在充分掌握广泛的中医理论的基础上,坚持中医的原创思维的基础上,加上现代医学的科学内涵——微观辨证的真谛,形成中西医结合的"核心思维""核心病机"及由此形成的"核心处方",从而筑建起动态的、立体的、准确的辨证模式。应该看到,我们的中医祖先及前辈们已经给我们后辈留下了成百上千的辨证施治的名方名药,尤其是《伤寒论》《金匮要略》中的经方,以及后世各代名医创立的用之有效的"名方"太多太多,有时我们在临床治病的辨证施治中找到一个很有效的"核心处方",自认为是个人独创而得意自豪,其实认真学习古籍,就有可能发现医学祖先们早就用了我们自认为的"独创处方"来治类似的疾病。这就是中医的博大,这就是中医的精深,这就是中医的奥妙。

不能不承认,中医也有许多不足之处,它存在概念模糊、形象思维杂乱、主客不分、缺乏逻辑推导、注重思辨等问题,导致在客观化、概念化、微观化、实证化及定量分析等方面与西医存在显著差距,以至于使用单纯中医中药治好病后,也没有充分的证据让西医学家及世人信服。由于中医理论的多、乱、纷、杂,使中医及中西医工作者很难形成"核心思维",而经常出现的是"碎片化"思维,从而在辨证施治中达不到"综合性"思维、"系统性"思维、"核心性"思维的境界。其中的原因,既有掌握中医理论的偏颇及不及,又有临床经验的不足,还有掌握现代自然科学尤其是西医学的匮乏,一言以括之——当个好中医及好中西医结合医生很难。

西医发展快捷,在国内外,每天都有捷报广传,新技术、新疗法不断刷新原来的水平。而中医学却为什么像蜗牛爬坡,前进一步都那么艰难,理论及实践上多在小步行走。答案显然是明确的,作为现代自然科学的重要部分——西医,恰好搭上现代科学的快车,增长了"分析医学"的翅膀。而中医仍沉淀在几千年的"经验科学"上,尤其是一些老中医,他们不许离经叛道,严守中医理论框架,靠临床实践的经验缓慢地增加自己的医疗水平及经验。也许有人说,你为什么把中医说得那么好,是"科学史上的奇迹""中国的瑰宝",中医药是"通灵宝玉",而后文要贬低中医,讲它落后呢?这是两码事,问题在于从什么角度看待中医、西医及中西医结合。

第二章
中医理论精要感悟

怎样合理解释中医理论及其可靠的治疗效果，难度较大，一些中医、中西医结合专家及哲学、自然辩证法工作者从各个层面基本解读了中医的部分内涵，但远远不能揭示它的全貌及核心。要认识博大精深的中医就像在浩瀚的太空中飞行，永无止境。笔者从事临床工作50余年，对中医感触较深，但认识仍然是浅陋的。不揣冒昧，把平生的临证体会及读书所得写成"感悟"两字，现将"感悟"公诸于世，尽一个中西医结合的医务工作者的一点义务与职责。不当之处，望读者给予批评与指正。

第一节 中医基本理论概说

一、气一元论的系统论特征

古代的传统医学家受历史生产力实践的限制，观察人体靠大自然与人体的关系，人的精神认识与肉体的关系，采取取类比象的粗浅的哲学思想来观察人体及疾病的变化。他们肯定了宇宙间的一切有形之物，都是由物质的始基"气"所构成的。这种认识在东汉时期得到进一步肯定，如何休的《春秋公羊传解诂》："元者气也，无形以起，有形以分，造起天地，天地之始也。"承认宇宙间一切有形之物都来源于无形之"气"这种原始物质，那么人当然也来源于"气"了，也称"元气"，这是唯物主义观点。"人以天地之气生，四时之法成"，在中国自然科学发展史上，以元气论为核心的有机自然观始终占着主导地位，气是构成宇宙万物的本原，通过升、降、聚、散等多种形式，实现形态、功能、信息等转化，而内在的动力就是阴阳二气的相互作用——相辅相成或相反相成。《难经·八难》曰"气者，人之根本也"，《庄子·知北游》曰："人之生，气之聚也，聚则为生，散则为死。"这样把人的生与死看成气的聚与散，显然是唯物的，又是辩证的。气的聚与散的"气化"活动说明世界万物（包括人体）的发生、发展与变化，是自然界的基本规律，这是中国古代早期唯物辩证的哲学思想对人体整体观及辨证施治两大优势的核心理论——系统论思想的高度概括，"气聚成形，气散为气"，万物的生生灭灭，都是气的聚与散。始于战国时期，完善于秦汉时代的我国现存的第一部医学理论巨著《黄帝内经》的作者们正是在这种朴素的唯物主义思想启发和指导下，从医学的角度进一步阐明了人的生命过程及物质基础、生理现象、病理变化。提出"两神（性）相搏，合而成形，常先身生，是谓精"（《灵枢·决气》）。古代哲学家们进一步认为，在"气"的这种物质中，还存在一种更细微、更精明的物质——"精""精气"。"精也者，气之精者也"（《管子·内业》），并认为这种精，"精气"的存在和充盛，是人的生命力和智慧的源泉。有"气"，有"精"，才有"神"，于是"精气神"就成了中医学认识人体生命力的重要标准，说某人"精气神"好，是对健康人的科学概括，是国人外表判断一个人的健康素质的最好赞誉。说你精神好也可，说你精气神好也罢，都是中医"形神学说""身心医学"贯穿于人类衣食住行、说笑言谈中的一个重要内容及习惯用语。

深邃的太空，数不尽的星球密布，谁也不知宇宙的边际，用中国古老的哲学观"气"来解释天地万物、宇宙星球再准确不过了，"天地未生，混沌一气""气聚成形，气散为气"，气聚是星球，气散是太空大气。我们祖先正是用"气"的理念来观察大自然的一切，也同样用"气"的理念观察人体的健康与疾病。这种以元气论为核心的自然观强调的是，整个自然界和其中的任何事物，都是不可分割的整体。这种整体是在"气化"活动中产生着又消逝着，是一种"过程流"，是一种自生自灭的"自己运动"，也是产生与决定人类系统论认识观的物质基础。《黄帝内经》对人体认识的基本原则就是"形气相合"，强调气是构成和维持人体生命活动的基本物质。《素问·天元纪大论》曰："在天为气，在地成形，形气相感而化生万物矣。"形气相合的理论包含着气一元论的系统论认识的基本特点，它强调形与气既都是物质的，又是可互相转化的，且永远是动态变化的。它也是《黄帝内经》对人体认识的基本原则，是诠释人体生理现象、病理变化及辨证施治的主要依据。

二、阴阳学说与辨证论治

阴阳是中国古代哲学思想，它是中国古人为了生存，在长期生产与生活实践中对各种自然现象（如天地、日月、昼夜、寒暑等）进行无数次观察，反复总结，由低级到高级，由具体到抽象得出的结论，就发生而言，含义极朴素，就发展而言，形成理论，包含在现在的一分为二的唯物辩证法中，对指导人类认识世界（包括中医）有着深刻的理论与现实意义。中国古代医学家在长期医疗实践过程中，通过总结众多的防治疾病的经验，并使之升华为医学理论的同时，也把哲学阴阳概念和相关理论引进到中医学领域，产生了中医学的阴阳和阴阳学说。中医阴阳是中国古代朴素的哲学思想（主要是唯物辩证法）与广大中医工作者的医疗实践相结合形成的。中医所指的阴阳，是一种理论，名词是抽象的，对象是唯物的，体现了矛盾和统一的概念。中医的阴阳学说，既有哲学又有医学的理论，是中国古代哲学阴阳学说与中医学理论相结合的产物，是从阴阳对立、互用互根、消长转化的关系认识生命中的生理现象、病理变化，诊察疾病，辨识病证，探求养生防病、治病及用药规律的方法论。《黄帝内经》并未能对阴阳与阴阳学说给出严格的定义，而且哲学的阴阳与阴阳学说与医学的阴阳与阴阳学说混同在一起。无论是《易经》的"一阴一阳之谓道"，还是《老子》的"万物负阴而抱阳"，《内经》中的"阴阳者，天地之道也……治病必求于本"，都未能对阴阳的对立互根阐述得较为详细，多较模糊。有人说中医的阴阳学说是学理，而不是哲理，很有道理。前面已说过，中医的阴阳不同于哲学的辩证统一就是中医阴阳有某些限定，戴上一顶或多顶帽子。就《内经》中的阴阳学说，有人概括为："凡是代表整体的、运动程度显著的、器官功能的均属阳；而代表局部的、运动程度隐藏的、器官实质的皆属阴。"诸如"天为阳，地为阴，日为阳，月为阴""男为阳，女为阴""人身背为阳，腹为阴""心、肺、肝、脾、肾五脏皆为阴，胆、胃、大肠、小肠、膀胱、三焦六腑皆为阳"。人体的阴阳本质究竟是什么，都在探索，多种学说，都不完整，揭示人体阴阳的本质仍在路上。阴阳学说从根本上讲是涉及哲学的现象与本质这对范畴，贯穿于中医理论及医疗实践的"阴阳"本质的各种新理念及探索成果不断向纵深发展着，越来越接近"本质"的目标——只是接近，也许永远达不到目标。

中医学的"阴阳"的哲理是分散地包含在人体的生理、病理、辨证论治中，虽没有专门论述，但在中医学的各处均闪烁着阴阳的对立、互根、转化等哲理的光芒。有人说："21世纪将是生命科学的世纪，人身阴阳的本质是这个世纪最有价值和最有希望突破的科学问题之一。"这句话在目前的医学界很有启发性及鼓动性，需要医学有志者为揭示其本质长期探索与奋斗。

《素问·阴阳应象大论》之"阴阳者，天地之道也，万物之纲纪，变化之父母，生杀之本始，神明之府也，治病必求于本"，也可以认为是阴阳学说的总纲。它高度概括阴阳学说在认识世界万物及人体中的重要地位与作用。正因为阴阳是一对矛盾的对立、统一，是哲学范畴，可以拿来就用，用之就灵。阴与阳的关系在中医学中深刻地反映互生、互根的关系，而互根、互生是对立阴阳形成统一体的内在根据；是生理上"阴生阳长，阳生阴长"的内生根据；是病理上"阴盛阳病，阳盛阴病"的内在根据；是治疗学上的"阴中求阳，阳中求阴"，从而达到"阴阳平衡"或"阴平阳秘"的治疗根据。抓住了互生、互根，抓住了阴阳转化，抓住了阴阳制约的各种关系，就可以抓住中医学中"阴阳者，数之可十，推之可百，数之可千……"的千变万化的行之有效的理、法、方、药——这就是中医的精华。

中医阴阳学说的一个很重要的核心内容就是"阳化气，阴成形"，这是对人体"生命之本"的高度概括。阳是化气过程，即把机体的形质化为无形之气，这是功能活动；阴是成形的过程，即把外界的物质合成自己的物质。可以认为阳是化气过程，阴是成形过程。阳的化气过程符合西医的人体新陈代谢中异化作用，阴的成形作用符合西医的同化作用。按现代医学也可理解为人的新陈代谢中的分解代谢（化气过程）及合成代谢（成形过程）。有人提出："在生命活动中，新陈代谢的同化作用和异化作用是最基本的矛盾。同化作用产生的有机物质，相当于阴；异化作用分解有机物释放能量，提供动力，相当于阳。"在人体的功能活动方面，无论是整个有机体，还是各系统、器官、组织、细胞等，都具有兴奋和抑制、亢进和衰退这样对立统一的过程，我们可以认为兴奋、亢进属阳，抑制、衰退属阴。用现代科学的生理、病理变化来诠释理解中医的"阴阳"，这种认识实质上对西医和中医都不算公平。对西医来讲，中医的阴阳远不能达到西医的分析水平；对中医来讲，把中医西化了，远不能解释中医阴阳理论的整体性、联系性、动态性与有序性的深邃的含义，更不能反映中医系统论中最本质的内涵。但有些认识是肯定的，中医的阴阳与西医中的同化与异化作用、合成代谢与分解代谢有多个融合点及极为相似的同归性及一致性，这是中西医结合的融合点，它起码为我们以后的中西医结合防病治病提供了一种正确分析与准确判断的理论武器，也是中西医在理论上的有机结合的一个成功方面。

中医学认为，人是有机的对立统一体，这个统一体中的内和外，气和血，寒和热，气的升与降，物质和功能等，都是处于相互联系、相互制约、相对平衡和不断变化的对立统一体中，从而维持着机体的正常运动与活力，这就是人体的阴阳平衡及阴阳对立、互生、互根、互利、互用。生命的过程就是不断地化气与成形的过程，化气与成形总是此消彼长，彼消此长，保持动态平衡。这种阴阳两面互为前提，互相转化，既有对立的相反相成，又有互利的相辅相成，从现代科学的认识论而言，就是人体不断在体内及与外界进行吐故纳新的物质交换与能量交换——也就是新陈代谢的同化作用（成形过程）及异化作用（化气过程），也是新陈代谢中的合成代谢（成形过程）与分解代谢（化气过程）。

应该强调中医的阴阳学说的阴阳两面，既相互对立，又相互转化，而最终达到的是"阴阳平衡""阴阳自和"或称"阴平阳秘"。"阴阳平衡""阴平阳秘"实际是中医学的健康概念，是人体阴与阳之间交互作用而自和的一种最佳状态。阴平阳秘就健康，非阴平阳秘就不健康。健康的人体始终保持阴阳平衡、阴平阳秘或阴阳自和的状态，而维持这种健康状态的主要是人体的"正气"，中医强调"正气存内，邪不可干"，用现代科学讲，正气就是人体强大的先天形成和后天成长的免疫功能及防御疾病的能力。中医的阴阳学说特别强调阴阳之间的紧密关系，不可把它们分离，它们有一点像是一对既恩爱又相互争吵的夫妻。中医讲"阴者，藏精而起亟也；阳者，卫外而为固也""阴在内，阳之守也；阳在外，阴之使也"，这是指阴阳本身在人体内的自发转化、互相协调的统一，是阴阳本身的共能所决定的。不是"他和"，而是"自和"，是"自己运动"的结果，不需要外力如药物的给予，就能达到自我转化、自我组织、自我维持、自我完成的生命本质——人体能保持旺盛的正气的本源。这也正是人类"正气存内，邪不可干"的特质及生来的禀性。在中医整个诊治及养生过程中，强调顾护"正气"，是一大根本特点，

"正气存内，邪不可干"是贯穿在中医理、法、方、药中的灵魂，强调自身锻炼、自身防护、药疗或食疗都是重视"扶正"的理念——这是中医相较西医而言的一大优势。

阴阳的对立、互根、互助的统一运动是人体生长发育的总根源，阴阳的相互消长规律又是人体的生理、病理变化的根本规律。正因为疾病最终是由阴阳的偏盛偏衰所致，所以古代医家认为，治疗疾病的根本法则就是调理阴阳，以药物之偏纠正机体内的阴阳之偏，《黄帝内经》所指出的"谨察阴阳所在而调之，以平为期"，正是说的这个道理，从而采用"因而和之，是谓圣度"（《素问·生气通天论》）的治疗理念。凡是阴气盛而损及阳气者，则损其有余之阴，采取"寒者热之""凉者温之"的方法；凡属邪气的作用而导致阳热盛而损及阴液者，则损其有余之阳，采取"热者寒之"的方法。凡属功能衰退，阴气不足导致阳气相对亢盛的，则采取补其阴的方法；阳气不足导致阴气相对亢盛的，则采取补其阳的方法。"寒者热之，热者寒之""实者泻之，虚者补之""表者解之，里者和之"，是中医八纲辨证的提纲性要点，也是"八纲"之首"阴阳"之纲的重要内容。中医以"正胜邪退""阴阳平衡""阴平阳秘"为治病及维护健康的最终目标，无论是药物，还是针灸、推拿等办法，均是以达到"正胜邪退""阴阳协调"为目的。阴虚证、阳虚证在许多疾病过程中的临床表现是客观存在的，从系统论分析，它们是病理病机中的两大常见的系统质。几十年来对阴虚证与阳虚证的科学研究从没停止过，其科研成果屡屡问世，许多论文在学术界影响很大。其中从分子生物学发现的环腺苷酸（cAMP）、环鸟苷酸（cGMP）、17-羟、17-酮等对阴虚、阳虚的本质研究有很大的促进作用，1973年美国生物学家Goldberg提出cAMP、cGMP是阴阳的物质基础的观点。我国的中西医结合学者沈自尹教授等也做了大量的临床与实验研究，得出了同样的结论。这只能证实阴虚证与阳虚证有相应的物质基础，但不能反映阴阳的本质，更不能体现阴阳的全貌。它的物质基础可能有许多现代科学尚未发现的内容，还有待将来的多学科尤其是系统生物学来揭示及证实。以还原论思路为基础的西医病理学恐怕无法诠释以系统论思路为基础的阴阳本质，研究下去只能离阴阳的本质越来越远。只有系统论与还原论两种思路结合起来，并行前进，才有希望。

现代生命科学揭示，生命的物质基础是蛋白质与核酸，但是单纯的蛋白质，氨基酸或核酸都不是生命，它们只是活着的人体的物质基础，生命的本质是不断的自我更新、自我复制、自我调节，表现为外有精、气、神，内有系统质的不同于世界万物，更不同于机器人的活生生的人类。有人提出，"人体不同于机器及机器人的根本特征在于人体的功能过程产生着并决定着形态结构，整体分化出并支配着部分，功能性、整体性是打开人体奥秘的突破口"等。这类知识可帮助我们更深入地去探索人体阴阳的本质。

三、"天人相应"与"形神统一"

中医学的形成及成熟过程贯穿着"天人相应"观念及"形神统一"观念的辩证唯物观的协调与统一，它把人体的和自然现象密切联系起来进行观察研究与总结。《素问·生气通天论》说："天地之间，六合之内，其气九州九窍，五脏十二节，皆通乎天气。"就是说，人体的生理现象与自然界的变化息息相关。同样是人，在春夏秋冬四季，南方人与北方人，甚至每个月内及一天之内，人体的生理变化差异都很大。故《素问·八正神明论》说："天温日明，则人血淖液，而卫气浮，故血易泻，气易行；天寒日阴，则人血凝泣，而卫气沉。"为了适应自然气候，人体出现"阳升阴降""阴升阳降""阴衰阳盛""阳衰阴盛"的气化与阴阳的转化——这是一个为适应自然环境变化而表现的人体自身的适应能力、抵御外邪而自发产生的生理变化。自然界的阴（寒）与阳（热）的对立统一运动，和人体的生理现象阴（寒）与阳（热）的对立统一运动是密切联系相关的。比如，春夏季节，气候温和炎热，阳升阴降，与此相适应，人体之气血趋于肌表，血液运行加快，肌肤松弛，毛孔（汗腺）齐开，热而多汗；秋冬季节，气候凉爽、寒冷，阳降阴升，与此相适应，人体气血趋于体内，血液运行相对减慢，肌肤收缩，毛孔（汗腺）较春夏相对缩小，出现少汗而尿多。这说明人体的气血运行是受自然气候变化影响的。又《灵枢·五癃津液别》指出，"天暑衣厚则腠理开，故汗出……天寒则腠理闭，气湿不行，水下留于膀胱，则为溺与气"，阐释了人体津液的代谢受自然变化的影响。同时，中医对人体的脉象变化受四时季节的影响陈述得也较为缜密，对人体一天内的生理变化观察得较为详尽。《素问·生气通天论》说："阳气者，一日而主外，平旦人气生，日中而阳气隆，日西而阳气已虚，气门乃闭，是故暮而收拒，无扰筋骨，无见雾露，反此三时，形乃困薄。"就是说：白天阳气趋向于肌表，清晨阳气开始升发，日中时候，阳气较盛，太阳西下时，阳气已渐趋衰减，汗孔逐渐关闭。所以，到黑夜，人体要收敛固守，不许扰动劳伤筋骨，也不许冒着雾露。如果违反上述三个时间段期间的阳气消长规律，人体就会受到困扰、伤害。

同样，人体的病理现象及变化受自然气候影响较大，《黄帝内经》中已有记载与阐述。如《素问·阴阳应象大论》说"冬伤于寒，春必温病；春伤于风，夏生飧泄；夏伤于暑，秋必痎疟；秋伤于湿，冬生咳嗽"，《灵枢·顺气一日分为四时》指出"夫百病者，多以旦慧昼安，夕加夜甚"，等等，正应了"人以天地之气生，四时之法成"的天人相应的理念。风、寒、暑、湿、燥、火（热）等为"六淫"，是邪气，是引起人体疾病的外部原因，是大自然的气候变化对人体影响的重要因素，"邪之所凑，其气必虚"，而由此形成的正邪斗争或正邪抗争导致人体的阴阳失调，阴阳双方偏盛或偏衰的病理改变及人体向好或向坏的发展趋势。风、寒、暑、湿、燥、火（热）是中医学最常见的外感病因，在"天人相应"或"天人合一"的状况下，可把这六种因素理解为"六气"，而在"天人不应"或"天人不合"的状况下，引起人体得病，可称"六淫"。"天人不应""天人不合"是六气变六淫的必要条件。

气候致病的理论框架在《黄帝内经》中就已确立，"六淫"概念源于古人对自然与人体发病关系的直接观察和生活体验。以湿邪为例，自然界的湿气是指空气中的水分，水分过多，渗于物体，则使之变沉重，长而久之，则易腐烂甚至霉变，给人产生秽浊之感，用取类比象的观念，湿气放在人体中就产生身困头重、怠懒无力、疮疡流水、带下增多、舌苔浊腻、虚胖水肿、阴冷痰多的表现，这也是古人把自然现象与人体的病证采用取类比象的一个范例。也是古人常用"意象思维"解释或认识疾病的常用手段。"意象思维"是我国别具特色的思维方式，在中医学中常用人体的"象"——证、症或系统质，并运用心智与感悟来认识人体的一种思维活动。它是中医先辈们多种辨证治病的多种思维方式的其中一种而已。不能说西医不重视"天人相应""天人合一"的观念，只能说中医较西医更加重视这一观念而已。

"形神统一"观念同样是中医理论中的重要特点之一，它也称"身心"医学观念，无论西医还是中医都强调精神因素在人体的良性作用及不良反应。作用与反作用、反馈与负反馈、正面效应及负面效应，在中医及西医学中都比较重视，只不过中医对精神致病作用更加重视。"形神统一观"在中医的理论及实践中处处闪烁着"真理"的光辉。

中医强调七情（喜、怒、忧、思、悲、恐、惊），认为"七情动之，内伤脏腑，外形于肢体"，在病因学里，把"七情"归类为致病三大因素（内因、外因、不内外因）。七情致病归属于中医的"内伤"杂病范围中。中医学认为，"喜、怒、忧、思、悲、恐、惊"在一般情况下，属于正常情志变化，是人常有的精、气、神的生理反应，属于人体对外界事物的不同情志反应，属于正常情志活动范围，并不因此致病。但若受到强烈或持续的不良外界因素刺激，或者遇到意外的突然事件的刺激，超出了人的生理功能的适应范围，就会导致脏腑气血功能紊乱、阴阳失调，以至发生疾病，这里的"七情"变为人体的"邪气"，它与六淫（风、寒、暑、湿、燥、火）这个外部致病因素在生理病理变化方面有明显不同，属于"内伤病"范畴，故又称"内伤七情"。这种内伤病在中医学中强调与特定的脏器密切相关，如《素问·阴阳应象大论》认为"怒伤肝""喜伤心""思伤脾""忧伤肺""恐伤肾"等。尽管从现代医学认识对于中医"七情"与内脏特定的器官相关的观念有些不同看法，甚至认为有"牵强附会"之嫌，但仍然应肯定的是，"七情"不仅可致人体的脏器之病，而且是常见的。中医把"五脏"称为"五藏"，藏包含的功能远大于脏的功能，"五脏"是五大功能系统，其中每一脏都既藏有现在脏器的功能，又有包括精神或者精、气、神的多种其他功能，有些情与脏的功能，我们尚未完全认识的系统质还未能揭示出来，有些认识仍被现实所证明是正确的。比如，"喜伤心"。我亲临的一个病例，该患者患有"急性心肌梗死"，经中西医治疗已经20天，各项指标已正常，较快散步也没有胸闷气短症状，心电图也没有期前收缩等心律失常的现象，患者强烈要求出院，目的就是要亲自参加自己女儿的婚礼，笔者多次劝阻无效，他向我保证，参加女儿婚礼，不饮酒，不多吃饭，不激动，只参加"10分钟"，我才不得已让患者出院。结果患者参加婚礼不到半小时就猝死在宴会中。家属均后悔不已，后悔不听医生的嘱咐，这是个"喜伤心"的典型事例。患者不是死在"心脏破裂"或心衰上，而是死在"喜伤心"引起的心律失常——致命的心室纤颤上。还有2例患者，那是在20世纪90年代香港举办的国际女排大赛的晚上，正是中国女排雄霸世界的黄金时期，有两位老干部家属先后几乎间隔不到20分钟向我打来电话（我当时是毓璜顶医院干部保健科主任），说是两位老人在看香港举办的女排国际大赛中，突然昏倒，很快猝死，等"120"救护车拉到医院时，各项生命指征都没有了。我当时立即想到，这2例患者是在中国女排大获全胜的高兴激动中去世的（因为那天晚上，我也在看女排比赛）。《说岳全传》中的牛皋是大笑而死的传说尽管无事实根据，但至少也应可信。其他"怒伤肝""思伤脾""忧伤肺""恐伤肾"在临床上均有许多病例证实，尽管也有牵强附会之嫌，但不良情志损伤"五脏"确是客观存在的，是毋庸置疑的。"怒则气上，喜则气缓，思则气结，恐则气下"是中医学强调的七情致人体气机紊乱而生病的病机。现代医学也证明，不良情绪在很多疾病的发生发展过程中起着重要作用,如高血压、冠心病、糖尿病、各种胃病等受不良情绪影响而引发及加重病情的临床报道并不少见。

中医学认为,精神因素既可导致疾病的产生及病情的加重,也可以用心理疏导、精神安慰等方法帮助患者及早恢复身体健康,调节好人体内的阴阳平衡。《灵枢·本神》指出:"故智者之养生也,必顺四时而适寒暑,和喜怒而安居处,节阴阳而调刚柔。"我国有些历史著作中,也曾记载过不少有关从精神神志诊治疾病的故事。这些故事的记载说明古代医学家早就已经认识到人的生理功能与心理活动的内在联系,也是产生目前医学发展的总趋势——"生物—心理—社会医学模式"的早期雏形。

近年来,现代医学正在由"生物医学模式"转向"生物—心理—社会医学模式"。新的医学模式强调的是,医学研究的对象的人,既是自然的人,又是社会的人,在引起疾病的条件中,既有生物因素又有社会心理因素。治病过程中要结合生物因素、社会因素综合考虑病情,采取药物及心理疏导治疗的综合疗法,才能取得理想的疗效。这与中医强调的"形神统一观"不谋而合。这个医学模式——包含内涵深刻的整体观、系统论的模式可从中医学的历代医学理论框架中找到多处证据。

四、脏腑学说与经络理论

中医学认为,人体内的各个脏腑之间以及体内脏腑和体表的五官、肌肤、皮毛、筋骨之间,是互相联系、互相制约的有机统一体。这个有机的统一整体,是以五脏为中心的,而五脏则是整个生命现象和生理功能活动的核心。中医的"五脏"称"五藏",它藏有高于解剖学结构五脏(心、肺、肝、脾、肾)的多种功能,而这些功能是互相协调,密切联系,共同作用的。脏与脏,腑与腑,脏与腑,脏腑与体表五官、百骸是一个统一的紧密联结的整体。五脏是藏精气的,而精气则是人体生命功能活动的源泉,五脏功能活动对于人的生命具有关键性意义。六腑(胃、胆、小肠、大肠、膀胱、三焦)是受纳、消化、传导水谷饮食的，脏与腑，一阴一阳，互相配合，肺合大肠，心合小肠，肝合胆，脾合胃，肾合膀胱，互相联系，互相影响，维持着人的生命功能。同时中医认为五脏是人的情志活动的源泉，如《灵枢·本藏》说"五脏者，所以藏精神血气魂魄者也"，《灵枢·本神》说"肝藏血，血舍魂……脾藏营，营舍意……心藏脉，脉舍神……肺藏气，气舍魄……肾藏精，精舍志"。人的精神情志活动，是以五脏所藏之精、气、血为物质基础的，没有这些物质基础，就不能产生人的精神情志活动。由此推论，人的生命功能活动是以五脏为中心，每一脏都与所属组织器官（包括六腑、五官及四肢百骸）联结成一个物质系列及相应精神情志活动的功能系统，这些功能单位又通过经络联结成一个有机的活动着的统一整体。

经络，是人体运行气血的通路，它是一个高度配合，紧密联系的系统质。经络的经是主干，络是分支。经络系统由十二经脉、奇经八脉、十五别络和十二经别、十二皮部及许多孙络、浮络等所构成。其中十二经脉这个主干由手足三阴、三阳经分列其位，它们分别是：手太阴肺经、手厥阴心包经、手少阴心经、手阳明大肠经、手少阳三焦经、手太阳小肠经；足阳明胃经、足少阳胆经、足太阳膀胱经、足太阴脾经、足厥阴肝经、足少阴肾经。以上十二经是人体十二条联络全身脏腑及四肢百骸的主干线路，它所经过的潜在的线路——人肉眼看不到的主干路途中有几百个穴位潜藏着，中医针灸、推拿、按摩都是通过对这些穴位刺激而引发全身的反应，达到平衡脏腑阴阳和扶正祛邪的目的，这是中医的奇迹。无法用现代医学证明的十二经络，也是属于系统质的客观存在。正如《灵枢·本藏》说："经脉者，所以行血气而营阴阳，濡筋骨，利关节者也。"通过经络遍布全身而有规律地循行和错综复杂地联络交会，把人体的五脏六腑、四肢百骸、五官九窍、皮肉筋脉等组织器官联结成一个有机统一的整体。

西医学依据解剖学上的组织结构联系，将人体分为呼吸系统、循环系统、消化系统、泌尿系统、造血系统、内分泌系统和神经系统等。它的整个认识思路是还原—分析—实验思路，直至穷尽到细胞—分子—原子的水平，其病理分析及治疗特点也是注重局部病损，靶点较集中明确。治疗手段直对病损部位及靶点，疗效较快、准，这也是西医的优势所在。但在治疗许多慢性疾病，涉及多脏器、多系统的疾病来说，较之中医确有许多不足之处。中医以五脏六腑为中心展开的理、法、方、药所形成的防治理论体系是以整体观、系统论思想为指导的，多系统、多层次、多靶点的治疗效果是单纯西医无法比拟的。

中医的五脏不完全是解剖学的五脏。它是以"心、肺、肝、脾、肾"命名的五大功能系统的五脏，与西医解剖学的五脏有许多不同。即以心（包括心包络）为中心，联结小肠、三焦、舌、脉（血管）等的功能系统；以肺为中心，联结气管、大肠、鼻、皮毛等的功能系统；以脾为中心，联结胃、口、肌肉等的功能系统；以肝为中心，联结胆、目、筋等的功能系统；以肾为中心，联结膀胱、耳、骨等的功能系统。这五大功能系统可以看成五大系统质——包含结构、属性、功能及行为的系统质。而这五大脏器是以经络广泛联结及联系的，它们只存在活的人体中，许多方面无法用现代科学证实。中医的五脏六腑及其广泛联结的经络也可以认为是一种在活的人体中的"信息流"——这是有机体的信息流——暂时无法用现代科学揭示其本质的信息流。

如果用西医解剖学的观点来衡量，中医学这种划分，简直不可思议，然而中医的临床实践却证明，这种划分是极有真理可言的，它包藏着深刻的辩证唯物主义思想，用这种五脏划分的理论来指导临床防病治病有明显的疗效，成功率极高。中医的脏腑理论及经络理论符合自然辩证法，接近医学的真理。我们可从中医的五脏中的每个脏的生理特点及临床疗效来逐一说明。

（一）以心为主的功能系统

主要体现在以下几个方面："心主血脉"；"其华在面"；"心气通于舌"；"心合小肠"；"心之包络"与三焦；"心者……精神之所舍"。

中医学认为，心为"五脏六腑之大主"，具有推动血液在全身脉道的运行，把气血及精微物质运送到全身各脏腑、四肢百骸而营养全身的功能。其动力来源于心气，心气强，则气血盛，气为阳，血为阴，气为血帅，血为气母，气血不分家，是一对阴阳相合的统一体。一个健康人，心气总是充足有力的，气血总是旺盛的，所以表现在面部则红润有光泽，相反，气血不足面部则缺乏润养而㿠白无华或晦暗。医生常从脉道及面部的表现来判断"心"的功能。同样心气也通于舌，心的生理功能及病理变化可通过舌反映出来，这是由于少阴心经之别络上连于舌，当心主血脉的生理功能正常时，则舌体红润适中；若心血不足则舌质淡白；若心血通行不畅甚至血液瘀滞，则舌质紫暗或出现瘀点、瘀斑，舌下系带静脉血管紫暗或暗红；若心火亢盛，则舌尖红或舌体无苔，舌体溃疡糜烂等；若夹湿热，则舌苔黄腻或黑厚；等等。临床诊病中，舌诊是非常重要的，在有些病例中的诊断准确率要高于切脉。心气也通于小肠及"心之包络"，也通于三焦，心与它们在生理上相互联系，在病理上互相影响。心经火盛，可移热于小肠，小肠热盛，可上熏于心；小肠之疾可从心治，心之疾，也可从小肠治，这是中医的"心合小肠"的系统质。心包络（别称"膻中"，解剖学大部分指"心包"），它是心脏御邪的一道屏障，正如《灵枢·邪客》所言"诸邪之在于心者，皆在于心之包络"，若心包络失去抗邪能力，可出现心肌炎、心脏病、心包炎、心包积液等各种疾病，应以中西医结合治疗最为上策。

  三焦是脏腑外围组织，按《黄帝内经》所说，实际上就是人体的胸腔、腹腔及盆腔，有上焦、中焦、下焦之分，不包括实质脏腑在内，它也是个较广泛的系统质。张介宾的《类经》说："三焦者……盖即脏腑之外，躯体之内，包罗诸脏，一腔之大腑也。"李中梓的《医宗必读》表达了一样的观念："肌肤之内，脏腑之外为三焦。"虞抟的《医学正传》指出三焦的实质："三焦者，指腔子而言，包涵于肠胃之总司也。"三焦的焦具有阳热的含义。三焦在人身的正常阳气也称"相火"的影响下，具有运送气血、疏通水道的功能。《素问·灵兰秘典论》说："三焦者，决渎之官，水道出焉。"《难经·第六十六难》说："三焦者，原气之别使也,主通行三气,经历于五脏六腑。"由于三焦包罗着人体内的五脏六腑,所以,在某种场合也用三焦的功能高度概括五脏六腑之功能,正如《灵枢·营卫生会》说"上焦如雾,中焦如沤,下焦如渎"。"上焦如雾",是谓上焦心肺的输布作用,推动气血运行,宣发水谷精微,有如自然界雾露之弥漫;"中焦如沤",是谓脾、胃、小肠腐熟消化和吸收传输水谷精微的作用;所指"下焦如渎",是形容肾、膀胱的气化排尿作用和大肠排大便的功能,如同排水的渠道流畅通行一般。心包络直接附于心之外,而手厥阴心包经起于胸中,且下行依次联络上、中、下三焦,从而使心包络与三焦相互联系与沟通,成为心这一功能单位的有机组成部分,从系统论看,这是一个广泛而较大的系统质。

"心主血脉""心藏神"是心的两大基本功能,且心为"五脏六腑之大主",所以中医中的心的生理功能,不仅关系着整个人体生命功能活动的盛衰,同时人的精神思维亦由心所主,是精神思维活动寄居之所,即"心者……精神之所舍"之义。中医的"心"不完全只是解剖学的"心"推动血脉的功能,重要的是把大脑精神思维功能也归趋于一"心",这是中医的一大特色。也许西医或某些西学中的医者会讲,这是中医没有深入开展解剖学的误判,把大脑的功能错误地归趋于"心脏",所以中医是不科学的。连我们清代的大医学家王清任经过尸体解剖后,也大声直呼"真是千古笑谈",其《医林改错》一书中,就曾嘲笑《素问·灵兰秘典论》有关心主神明的论述,他写道:"其论心为君主之官,神明出焉……真是千古笑谈。"1978年3月24日《光明日报》刊登了《王清任"脑髓说"的哲学意义》一文,认为王氏学说"将《黄帝内经·素问》的唯心论视为独立的精神实体的'心'打得粉碎","在哲学上对于唯物论对唯心论的斗争有积极意义"。我在1986年《山东中医杂志》发表的《王清任重视内景说的历史贡献》的论文也肯定王清任敢于冲破"心主神明"的中医一贯理念,是唯物主义者表现(此论文被评为齐鲁杯优秀论文二等奖)。

乍看起来,《黄帝内经》等一系列古医书中把心与脑的功能混同一处认识是较根深蒂固的，脑的认识、指挥、记忆、分析等多处重要功能常被混到"心"的功能中去，这是一个很大的误判，也是一个需要提高充实中医理论、必须改进的一个重要方面。清代王清任通过解剖发现了这个误判，嘲笑古人心主神明为"千古笑谈"是对中医理论的挑战，也是大胆提出改进建议的一个重要贡献。假如我们把大脑这个重要器官——人体各个部位的总司令部从中医理论中重新开发出来，按还原思路及分析实验医学发展下去，那中医理论到底是什么样，谁也估计不出来。岂止是心主神明的观念要打破，五脏六腑与"七情"的密切关系都要打破，中医理论就难以维持下去，新的中医理论谁能去创建？又有谁能够创建？显然是不可能的，起码在现代几十年难以创建形成。人的七情也是大脑功能的一部分，"喜、怒、忧、思、悲、恐、惊"之七情与中医"五脏"之关联尽管也有牵强附会之弊，但其说理性仍有其明确的指导预防与治疗意义，这是不可否认的。王清任最大的贡献并不是对"心主神明"提出的异议，而主要是他从解剖尸体中的"瘀血"深得启发，创立了"补阳还五汤""血府逐瘀汤"等五大与气血密切联系的名方，至今对各种心脑血管疾病、各种气滞血瘀证及气虚血瘀证疾病都起到了不可替代的治疗作用，堪称中医方剂的典范。以"补阳还五汤"为例，七味中药（黄芪、当归、川芎、赤芍、桃仁、红花、地龙）对脑血栓、脑出血后遗症、冠心病、血管疾病均有明显的疗效，此方剂被广大中医及中西医工作者采用并不断扩大治疗范围。笔者应用补阳还五汤方剂加减治疗脑卒中后遗症116例，取得了极其明显的疗效，患者的肢体瘫痪、构音困难、喝水呛咳等症均有明显改善。

　　之所以用较大的篇幅来说明"心主神明"及中医留下来的心脑混为"一心"的"错误观念"，是因为我要规劝中医及西学中者要把这种认识看成是一种古人的"正确理念"，从系统论讲，心脑可以理解成人体的最大系统质，是器官与功能合为一体的系统质，正是中医所讲的"心为五脏六腑之大主""心主神明"的核心理念。靠这种核心理念即"心脑合为一心"的理念把五脏六腑、阴阳经络、气血津液、六经传变的理论串联在一起，把"形神医学"及"心身医学"串联在一起，这也是中医系统论中的重要特点，也是辨证施治的灵魂基础。谁要对中医学"心脑"共为一心的理念进行改进，把脑的功能从心的功能分割开来已经不可能了，谁要另起炉灶，把博大精深的中医理论、各家学说及理、法、方、药彻底打破，撕裂其靠系统论武装起来的，充满整体观、广泛联系性的中医基本理论与框架，恐怕是蚍蜉撼树，望洋兴叹。诚然，中医理论需要改革、改进及充实提高，已是历史发展的必然，但到底应如何改进及提高中医理论，尚需要一代或几代中医工作者的艰苦努力。

既然"七情"与"五脏六腑"密切联系，中医把"五脏"看成是人的精神情志活动的源泉，"七情"的变化又可作为致病因素而影响脏腑，那么中医把解剖学的心脑混为"一心"来认识人体的生理反应、病理变化及辨证施治就不是错误，恰恰是中医的整体观系统思想及"形神理念""身心医学"优势所在，是多系统、多层次、多器官、多靶点的治疗效果在某些疾病的优势所在，它闪烁中医中药这个"通灵宝玉"的光辉，无法也不可能在理论及广泛医疗实践中把它抹去，恰恰相反，它的生命力只能随着时代的发展，随着医学从还原论向系统论思路的发展，随着医学模式从单纯生物模式向"生物—心理—社会"模式的转变而日益焕发出勃勃生机。

（二）以肺为中心的功能系统

主要体现在以下几个方面："肺者，气之本""诸气者，皆属于肺""肺之合皮也，其荣毛也""肺合大肠""肺气通于鼻""通调水道，下输膀胱"。

人体的气的生成、输布要依赖于肺。其一，自然界的清气（氧气）通过肺吸入体内，人体中的浊气（二氧化碳）通过肺呼出体外，使清气与浊气不断交换，吐故纳新，维持人体中清浊二气的新陈代谢。其二，人体的卫气、营气、元气及各器官靠肺输布水谷精微之气，不断得到补充，正如《素问·五脏生成》说"诸气者，皆属于肺"。其三，水谷精微之气，由脾上输于肺，与肺所吸入的清气（氧气）相结合而成为宗气积于胸中，其中一部分在肺的宣发作用下敷布于肌肤皮毛，另一部分在肺气肃降作用下，通过三焦布散于全身各个脏腑与组织器官，以供生命功能活动的需要，还有一部分直输膀胱。中医治疗尿少、尿闭用宣降肺气之法，所谓"提壶揭盖"，使小便通畅，就是运用肺的通调水道、下输膀胱的道理。正如《素问·经脉别论》说："饮入于胃，游溢精气，上输于脾，脾气散精，上归于肺，通调水道，下输膀胱。"其四，肺通于鼻，肺与皮毛相表里，与大肠相表里。肺外通于鼻，鼻是肺与外界气体交换的体表第一器官，即司呼吸的门户，还具有嗅觉的功能，肺的生理功能正常，鼻道才能通畅，嗅觉才能灵敏。故《灵枢·脉度》说："肺气通于鼻，肺和则鼻能知臭香矣。"若外邪入侵于肺，首先是实邪致鼻道阻塞不通，表现为鼻塞、流涕、打喷嚏及嗅觉减弱等。若肺中邪气壅盛，也会出现鼻部症状，如鼻衄等。二者密切相关。

中医认为，人身之皮毛是人体抗御外邪的屏障，外邪侵入人体除鼻腔通道外，皮毛就是另一条更重要的通道，外邪冲破皮毛的抗御功能，导致腠理的开合失常，影响到肺气的正常宣发，就出现咳嗽、气喘、咳痰等症状。故《素问·咳论》说："皮毛者，肺之合也，皮毛先受邪气，邪气以从其合也。"同理，皮毛之所以能发挥其屏障作用，是因为肺主宣发，不断将水谷精微所化之卫气及津液敷布于皮毛，使其得到精气的滋润与温养。故《灵枢·决气》说："上焦开发，宣五谷味，熏肤、充身、泽毛，若雾露之溉，是谓气。"如果肺的宣发功能减弱，肌肤皮毛不能得到肺宣发的卫气、津液的滋养，其抗御外邪能力减退，邪气容易入侵，常得外感之类的疾病，出现发热恶寒的表证。强调肺与体表相关并由此产生的解表、宣肺、清肺、润肺等非常有效的治疗办法是中医较之西医的一大优势。

"肺合大肠"，肺与大肠相表里，肺属脏，大肠属腑，一阴一阳，通过经脉、经络相互沟通。生理功能上互相协调，肺气正常下降，促进大肠之气随之下降，使大肠排泄畅通，所谓"六腑以通为用"，大肠通畅是其重要的一说。而病理也互相影响，若大肠热盛，耗伤津液，大便燥结不通，可导致肺气不能正常肃降、宣发，出现气促、咳喘等病症；若肺中邪气（如痰、热、瘀、湿之邪等）壅盛，肺气不能正常肃降，则可导致大肠传导不通，大便秘结。所以，中医治疗此类疾病，常上病下治、下病上治，所谓"釜底抽薪"等法即是。

（三）以脾为中心的功能系统

主要有以下几个方面："脾为仓廪之官，主运化水谷之精""脾合胃，脾胃同源""其荣唇也""脾主身之肌肉""脾气通于口""脾统血，血之运行上下，全赖于脾"。

中医的脾的功能远远大于解剖学的脾的功能。所谓"脾为仓廪之官"是比喻脾的功能与主管粮仓之官职那样重要。脾属脏，胃属于腑，脾胃同属中焦，在生理上共同完成对饮食的消化、吸收和传输过程，即所谓脾胃为后天之本，生化之源。人体脏腑的最大生理特点就是"升降出入"，脾主升，胃主降，这一对脏腑是保障人体食物津液及精微物质升降出入，保障人体各脏腑、四肢百骸的营养吸收并转化各种功能活动的物质基础。脾胃是机体升降出入运动的枢纽。脾胃的升降功能正常，出入有序，就可以维持机体"清阳出上窍，浊阴出下窍；清阳发腠理，浊阴走五脏；清阳实四肢，浊阴归六腑"（《素问·阴阳应象大论》）等各种正常的生理功能。反之，若脾胃的升降出入功能运动失常，就会影响其他脏器的升降出入运动，从而使整个机体的清阳之气不能正常敷布，水谷精微不能正常归藏，浊废之物不能正常排出，于是"百病由生"。"脾胃"的功能还涵盖了解剖学的小肠、胰腺及肝脏的各种代谢功能及营养吸收。所谓的"运化作用"主要表现在脾的运化吸收水谷并输布营养于全身的功能。鉴于脾"主运化水谷之精"的重要功能，古人称之为"气血生化之源"，是后天之本，乃是当之无愧的。脾主运化功能正常，即脾气健运，则人的食欲旺盛，消化、吸收良好。人体脾胃之气通于口，连于舌，主身之肌肉，所以脾的功能正常则使饮食有滋味，食欲好，口唇红润，肌肉丰满，四肢强健。反之，胃的消化功能减弱，脾的运化功能失常，即脾不健运，营养物质化源不足，则食欲不佳，口淡乏味，恶心欲吐，腹痛腹泻，口唇淡白，肌肉松弛痿软，四肢倦怠无力。若湿热困脾，上承于口，就会口苦，甚则黏腻或口有甜味。

中医还强调脾统血的功能。人身气血在脉道中运行不息除了心主血脉，即靠心气推动之外，还靠脾气的统摄作用，控制气血在脉道中循序而行，使其不溢出脉道之外。前者心，关系到气血行与不行，后者脾，关系到气血循不循经。脾的这种统摄作用，全赖于脾气的健旺。相反，当脾气虚弱，失去正常的统摄功能时，就会出现血不循经的病理反应，这种失常表现于消化道系统，就会出现吐血、便血的症状；表现于肌肤，就会出现紫斑、皮下出血等；表现于女性胞宫则出现月经量过多，甚至崩漏等症状。

中医对脾的这种论述，在一些西医看来是难以相信的，但实践中用中医的脾胃理论指导临床治疗是行之有效的。

（四）以肝为中心的功能系统

主要体现以下几个方面："肝木之性，主疏泄""肝合胆""通脾胃""肝藏血""肝之合筋也，其荣爪也""肝气通于目"。

所谓肝主疏泄，是指肝脏具有疏散宣泄的功能，以保持人体气机的通畅，精神情志的平和。肝的疏泄功能和人体的饮食消化、精神情志活动、血液运行都有密切关系，现代科学证明肝脏是人体最大的新陈代谢器官，中医的疏泄功能主要指饮食入胃吸收后的肝脏的代谢功能及发散全身气血津液，使其条达宣泄的作用。消化食物主要依赖于脾胃，脾气主升，胃气主降，升清降浊，保持人体气机调和畅达。这种中焦的升清降浊之气机畅达，又必须依赖肝的疏泄功能，肝与胆互相密切联系，可谓"肝胆相照"，肝分泌的胆汁，从胆管注入小肠，促进饮食的消化吸收，胆汁这种正常排泄，又有赖肝的疏泄功能。在病理方面，若肝的功能失常，会直接影响胆汁的来源。反之，若胆排泄胆汁的功能失常，亦会直接妨碍肝的疏泄功能，临床上两者之病常同时并见。如肝胆湿热导致的黄疸病，既有口苦、恶心呕吐、腹胀、面目发黄等胆气上逆的症状，又并见胁肋胀痛、烦躁等肝气郁结的症状。西医常见为急性黄疸型肝炎、急性胆囊炎、胆结石等病。对这种病常肝胆并治，效果理想，若单纯治肝或单纯治胆，则效果不好。

肝胆与脾胃同处中焦，功能上密切联系，病理上亦相互影响，消化系疾病常需四脏腑（二脏二腑）同时并治。《血证论》说，"食气入胃，全赖肝木之气以疏泄之"，而肝气郁结，疏泄功能失常，还会导致血行不畅，甚至产生气滞血瘀、月经不调、闭经等病症，故从肝论治是治疗妇女月经病的常用之法。中医治疗消化功能障碍之类疾病，往往用疏肝健脾或疏肝理气、疏肝清热之法。如果肝的疏泄功能失常，就可影响到脾胃的消化、吸收功能，从而出现食欲不振，脘腹胀满、嗳气呃逆、大便异常（腹泻或便秘）等症状。肝脏的疏泄功能还表现在对人的情志影响方面，中医认为，人的情志活动是否正常与肝的功能关系密切。如果肝的疏泄功能正常，气机通畅平和，即不焦虑、不抑郁、不闭塞、不亢奋，人的精神状态就正常，不郁闷，不激怒，心情平和舒畅。若肝的疏泄功能异常，气机不能条畅，就会出现焦虑、抑郁、易怒等情志异常变化，如肝气郁滞证在出现胸胁胀闷、打嗝、上腹胀闷甚至两胁疼痛的同时，还可表现为精神上的闷闷不乐、多疑善虑、失眠多梦，甚至郁闷欲哭等。我们通过辨证，确定为肝气郁结或肝郁气滞证，施以疏肝解郁之法，常用丹栀逍遥散、舒肝和胃丸等加减治疗，常可获得药到病除的效果。

肝藏血，肝与筋相合，"其荣爪也""肝气通于目"，这是肝脏另外的功能。中医学认为肝脏具有贮藏血液和调节血量的功能，正如唐代王冰认为，"肝藏血……人动则血运于诸经，人静则血归于肝藏，何也，肝主血海故也。"肝藏血的功能如果出现异常，比如肝火亢盛或暴怒伤肝，就可导致呕血、血崩、头痛、头晕甚至脑出血等症；若肝藏血量不足，不能供应有关组织器官的需要，就会出现肢体麻木、头晕、目眩、视物模糊、走路不稳、妇女月经量少甚至闭经等症状。同样"肝之合筋也，其荣爪也"，中医"肝主筋"中的筋，包括西医学所讲的四肢肌肉肌腱、韧带。筋膜之所以能发挥其联络关节、肌肉，主司运动的作用，是由于不断得到肝血滋养的缘故。如果肝血不能濡养筋膜，就会出现手足震颤、关节屈伸不利、肢体麻木等肝风内动的症状。若热邪灼伤肝之津血，筋膜失养，就会出现肢体抽搐、牙关紧闭甚至角弓反张等临床急症状况。现代医学中常见的癫痫、高热惊厥、急性脑膜炎、急性脑炎等常有以上临床症状。

肝血充盈，爪甲得以滋养，则色泽明显、坚韧；肝血亏虚，爪甲失于滋养，则其色灰暗无泽，甚至干枯变形，故曰，"其华在爪"。

中医认为，"肝气通于目"。足厥阴肝经有一分支，上行连于目，肝脏于双目有特殊的功能联系。《素问·五脏生成》说"肝受血而能视"，《灵枢·脉度》说"肝和则目能辨五色矣"。从生理上讲，肝和目有特殊的功能联系。从病理上讲，若肝之精血不足，不能滋养双目，则会出现双目干涩、夜盲，视物不清或眼前有块状黑影等症。肝经热盛，则会导致目赤、肿痛；若肝风内动，则目斜上吊（眼珠上翻）、眼珠震颤。因此，中医治疗此类疾病，往往从肝论治。尽管现代医学研究，中医肝的功能与全身各系统的平滑肌系统有密切关系，这只是从一个方面解析说明肝的部分功能的解剖学表现，只是有关而已，不可能是肝脏其他功能的物质基础。

（五）以肾为中心的功能系统

主要体现在以下几个方面："肾者，封藏之本，精之处也，其华在发，其充在骨""肾合膀胱""肾者，水脏，主津液""肾为气之根，肾气通于耳""肾为先天之本，为生老病死之本"。

肾是人体藏精之所，宜固闭贮藏，而不宜耗散与妄泄，故称"封藏之本"。古人认为"精者，身之本也"，认为肾为先天之本。肾精的来源有二，一是从父母那里承受而来的先天之精；二是由胃的消化、脾的运化从水谷饮食转化而来的后天之精。两者结合藏于肾中，即为肾精。它是由气转化而来，同样肾精又能化生肾气。肾的精与气成为人体维持生命活动的重要物质基础，是推动人体生长发育、繁衍后代、延年延寿的重要物质基础。《素问·上古天真论》说"女子七岁，肾气盛，齿更发长；二七而天癸（指能促进生殖功能成熟的物质）至，任脉通，太冲脉盛，月事以时下，故有子……丈夫八岁，肾气实，发长齿更；二八肾气盛，天癸至，精气溢泻，阴阳和，故能有子"，故人从胚胎到出生、直至生命终止均与"肾"这个大藏密切相关，凡生长发育迟缓、神志呆滞、性功能差、不孕不育等症，中医认为均与肾气虚衰有关。

肾精生髓，充骨，益脑。《素问·阴阳应象大论》说"肾生骨髓"，《素问·宣明五气》说"肾主骨"，《灵枢·经脉》说"精成而脑髓生"，这就是说，肾精充盛，则能化生骨髓。现代科学证明，骨髓是生血的源泉，是较大的造血器官之一。如果骨髓功能受到抑制，则会发生如常见的再生障碍性贫血之症。肾精缺少，不能化生阳气来滋养温煦人身的五脏六腑等，就必然引起人体五脏六腑功能的衰竭，引起一系列疾病。骨髓空虚，肾精亏虚，骨骼得不到肾精充分滋养，就必然出现痿软无力，甚至行动不便。

"肾主骨""齿为骨之余"，如果肾精亏虚，则婴儿囟门迟闭，小儿胸肋骨外凸畸形（所谓鸡胸），迟迟不能走路，牙齿晚生或松动。中老年则牙齿较早松动、脱落。

肾精充足，脑髓充盈，则思维敏捷，反应灵活，精力充沛，人的"精气神"旺盛。反之，则"脑转耳鸣，胫酸眩冒，目无所见，懈怠安卧"。

"发为血之余"，血与精互相滋生，所以毛发的生长、滋润、枯槁与脱落，均与肾的精气盛衰有关。"腰为肾之府"，肾精不足，照样引起腰膝酸软、疼痛、无力、走路困难等。"肾气通于耳"，肾与耳在生理、病理上的有机联系，是古代医家通过长期医疗实践观察总结出来的理论。《灵枢·脉度》说："肾气通于耳，肾和则耳能闻五音矣。"从生理上讲，耳的听觉功能，必须依赖于肾的精气上行充养。肾之精气充盈，能上营于耳,则听觉灵敏。从病理上讲,若肾精不足,不能上充于耳,则会出现耳鸣、听力减退等症状。久病耗伤肾精,尤其是老年人,肾精逐渐耗竭,必导致耳鸣、耳聋或听觉功能失常。"肾气通于耳"的理论正逐步从科学实验中得到进一步证明。有学者通过动物实验发现,醛固酮是肾与耳发生联系的一种物质基础,从而为中医的"肾气通于耳",肾虚则耳鸣、耳聋或听觉减退等理论提供了客观依据。

对人体的研究,要在整体观指导下推动微观研究。中医的微观研究已经开展并取得了一定可喜成果,需要进一步发展,应注意必须在整体观指导下进行,不然会陷入只见树木不见森林的局限性。微观研究中,对于"肾开窍于耳"的理论,发现肾上腺皮质所分泌的醛固酮是构成肾与耳联系的一个重要组成部分,这不仅是对中医理论的证明,而且对现代生物学有关内耳功能的体液调节提出了新的认识。但是,这远不是本质。中医的"肾"不仅是解剖学的肾脏,还包括多器官、多系统的一些功能。肾开窍于耳是人的整体性的一种具体表现,是人的整体性联系的一项具体内容。如果没有整体观,既难以理解中医的"肾",也难以如实地认识和揭示"肾开窍于耳"的机制。事实证明,微观研究的成果会进一步显示人的整体性,加深对中医整体观的理解。

再如肾虚型慢性支气管炎,微观研究认为与下丘脑-垂体-甲状腺、肾上腺轴功能低下有关,这就深化了对"肺病及肾"(母病及子)的整体观的理解。

"肾者,水脏,主津液""肾为气之根""肾合膀胱"。肾阳温暖膀胱,促进膀胱的气化与排尿功能。中医认为,人体的水液代谢,即津液的升降出入均与脾、肺、肾三脏有密切关系。运化水湿的功能,靠肾阳的温煦,尤其对脾阳的温煦与推动作用,脾胃才能靠自身的运化功能升降出入,对食物与津液进行腐熟、消化、吸收、传输;又靠肾阳对肺的温煦功能,促进肺主肃降,通调水道,下输膀胱。

也靠肾对肺的温煦作用,使肺主气,司呼吸,吸清而吐浊,完成吸氧排二氧化碳的交换功能。这又是肾的摄纳功能,只有在肾的摄纳功能正常的情况下，才能使气道通畅，清气才能下行归根，所以古人有"气根于肾，亦归于肾""肾主纳气"之说。临床中，若肾精亏虚，不能上承于肺，温煦于肺，则肺的功能减退，可出现呼气多，吸气少，气喘、憋气等症状。这是中医肾纳气功能减弱所致，治疗中应加用补肾纳气之法，常能使胸闷憋气的症状得到改善。现代医学对慢性支气管炎、阻塞性肺气肿、肺源性心脏病，直至心功能衰退，电解质紊乱，酸碱代谢失调所出现的胸闷、憋气、心慌、水肿等症状的认识很明确，但临床实践中，对该类疾病的治疗，单纯西药效果不尽满意，中西医结合疗效最好，尤其根据中医肾纳气的理念加用补肾、温肾的中药，其疗效较单纯西药治疗要满意得多，可谓事半功倍。

中医对"肾"的功能较重视，认为肾为先天之本。从系统论及整体观认识中医"肾"，常把肾比作"命门"——生命之门。以肾阳虚为"系统质"或是"证"为例，在临床中常见的慢性支气管炎、高血压、糖尿病、溃疡性结肠炎甚至抑郁症中都有"肾阳虚"之证出现或贯穿其中一个病程之中，中医治疗都是温肾助阳，这是"异病同治"。

综上所述，以心、肺、脾、肝、肾为中心的五大功能系统，通过经络联系六腑、四肢百骸，从而成为人身整体的最主要的功能系统，也是人体中的最大的系统质。几十年来，国内外现代医学家、生物学家们从微观研究中发现了人体的心、肺、肝、脾、肾五脏中很多内分泌生物活性物质、激素、酶类等，参与了人体的各种代谢及功能活动，这为中医的整体理论的完善及中西医结合的发展提供了一定的物质基础，应该不断地把西医研究成果充实到中医学及中西医结合的理论研究中。

第二节　中医病理学特点

中医病理病机的独特性在于其基本特点是注重"人体功能"的变

化，而不像西医那样注重结构的改变。西医的病理研究重在结构，中医的病理研究重在功能，这是两种医学之间在病理学领域中的重大差别。从中医学的理论中，我们完全可以把人体理解为"气化结构"，"证"是中医学中的异常功能状态；疾病的病理病机是"紊乱"与"失调"，"治病求本、扶正祛邪""调理阴阳"等基本治则是对人体功能调节的总纲，对功能的病理变化及调理的研究是治病救人的重中之重。

深挖或者研究中医的病理学，离不开研究西医病理学做对照。还原论形成的西医学注重人体的结构（解剖学的器官、组织），治疗的靶点是单一的"病灶"，诊治措施是较简单的单线的因果关系，用单一药物或者手术刀可直达单一的病灶而一举成功，犹如单兵种向着方向明确的"敌人"作战。大部分表现的治疗模式是"千人一面"，而靠系统论、整体观武装的中医学面对的是表现形式多式多样且千变万化的"证"，既是多系统、多层次、多靶点的，又有多线性、网络性、多象性。其治疗手段是多兵种（如海、陆、空）联合布兵作战（每一味中药就像一类士兵一样），其作战性质是通过"调理"与"平衡"而达到治疗的目的，"证"是病理学的核心，其本质属性是人的异常功能状态，它首先是整体性，其次是功能性。从系统论看，是一组或多组系统质。

纵观中医的发展史，中医的病理学有相当部分是"病因病机"。针对疾病的发展过程，《黄帝内经》中论述了以五脏为中心的五脏病机系统、正邪抗争的发病理论、阴阳失调的疾病过程观察以及"水火木金土"五行之间的生克乘侮的传变规律、变化的经络网状化的线路联系体系，还有"形神合一"的以七情内伤致病的因素及过程规律等，无不较深刻地彰显了中医病理学的科学内涵。

东汉张仲景《伤寒杂病论》三因学说遥承《黄帝内经》之旨，以脏腑、经络及血脉并列阐述各种疾病的发生发展规律。总结中医病理变化的基本特点是：①疾病的产生是由于生命体的阴阳相对平衡的失调和破坏。②升降功能失常是病理变化的基本表现形式，其中最关键意义是脾胃的升降功能运动的失常。③正邪斗争的对比关系是疾病虚实变化及转归的决定因素。

总之,正邪抗争的偏颇、阴阳的失调及气机升降功能的失常是中医病理学的核心内容及辨识疾病从而制定合理治疗方案的基础及切入点。

中医的病理学有相当部分是病机学,病机是中医理论基本概念之一,是"疾病的发生、发展、变化的机理,包括病因、病位、证候,脏腑气血虚实的变化及其机制"。

笔者认为,病机应为疾病发生、发展、变化的枢机。自先秦以来,中医特别强调辨析病机在论治疾病中的重要性。《黄帝内经》引用《大要》的"谨守病机,各司其属,有者求之,无者求之,盛者责之,虚者责之,必先五胜,疏其血气,令其调达,而致和平",构建了病机辨识与论治的基本规范。形成于先秦两汉时代,充实发展于晋、隋、唐、两宋时期,创新与完善于金元明清时期的病机辨识体系是中医学病理病机的基本内容与精华。它为标本同治、异病同治、同病异治、未病先防、防病先治等多种中医治疗原则及方案奠定了关键的"侦察兵"作用,为辨证论治奠定了关键的理论基础。《黄帝内经》的"病机十九条"以及《诸病源候论》中的较为详尽的内、外、妇、儿各科具体疾病的病因、病机、病位及疾病转归的阐述及论证,无不彰显着中医独特的病理学的灿烂光芒。清代的叶天士对温病总结出卫气营血的传变规律,并对李东垣的脾胃学说做了补充与发挥,既推崇东垣"温燥升清"的治脾的论点,又强调滋阴养液以治胃的重要,不囿于"实则阳明,虚则太阴"之论,而牢记"脾喜刚燥,胃喜柔润"之理,把他的"太阴湿土,得阳始运,阳明燥土,得阴自安"的精辟理论贯穿于整个学术思想及实践中,为中医脾胃学说病理病机的开创性发展作出了杰出的贡献。

中医学的生理学与病理病机学向来是紧密联系的,贯穿于中医理论的三大基本生理功能名词——"气化""运化""疏泄",是现代医家从中医浩如烟海的百家学说中总结提炼出来的抽象概括,在这三大生理基本功能中,"五脏"的参入最为重要,其中肺、肾更多参入气化,心、脾更多参入运化,肝、心更多参入疏泄。而表现在病理上,气化不良便成"虚"，运化不通便为"瘀"，疏泄不佳便生"毒"，气化、运化、疏泄三者之中任何一者不利都能产生"痰湿"，"虚、瘀、毒、痰湿"四个基本病理产物互为影响而成无数的"证"。"虚"中有气虚、血虚、阴虚、阳虚、胃阴虚、脾阳虚、肾阴虚、肾阳虚、心气虚、肝血虚等；"瘀"有血瘀、气郁、心血瘀阻、气虚血瘀、痰瘀阻络、痰瘀互结等；"毒"有热毒、湿毒、虫毒、瘀毒互结、痰毒壅肺及风、寒、暑、湿之毒等；至于"痰湿"则是病理产物，在各种疾病过程中司空见惯。以过度超重的肥胖体质的人（痰湿体质）为例，其生理病理变化常是气化、运化、疏泄三大生理功能失常的表现。

第三节　中医诊断学特点

望、闻、问、切是中医诊断疾病的四大方法与手段。靠这四个方面对"症""证"进行分析综合，从而辨证施治，这是中医有别于西医的诊断学的独特之处。由于时代的局限，古代中医不可能像西医学那样，借助科学技术条件，通过物理的、生化的及各种仪器设备等检查方法深入到人体内部去发现机体的异常变化，为查找疾病的病因、病位、性质找到客观数据，从而为准确诊断疾病提供较有力的证据。这是西医诊治疾病的优势，它注重的是人体结构的、局部的、器质性病变，靶点明确，治疗能一箭中的，消除病灶，直到临床治愈。中西医诊断方式方法的差别在于，中医注重整体功能的失常与盛衰，而西医注重人体结构的局部损害。

一、望诊

首先，观察患者精神状态的好坏，意识是否清楚，思维是否敏捷，动作是否协调、矫健等,以判断机体内脏腑气血的阴阳盛衰,以及疾病的轻重和预后。其二,观察患者面部颜色与光泽,是白,是赤,是黄,是青,是紫,还是黑,有否光泽,以判断疾病属寒,属热,属湿,属瘀血,属痰饮,属虚证,还是属实证等。其三,观察患者的形体是壮,是弱,是胖,是瘦,是五官端正,还是口眼㖞斜、形体畸形等,以判断患者正气的盛衰及阴阳气血的偏属。其四,观察患者的动静姿态,是沉静、蜷缩,还是躁动不安、抽搐、颤动等,以判断属阴证还是阳证,属虚证还是实证,属癫证还是狂证,属痿证还是属风证等。其五,观察患者的舌苔、舌体、舌下静脉瘀血状况,其苔是白还是黄,是灰还是黑,是厚还是腻,是腐还是剥脱,是有根还是无根,其体是淡白、红润还是紫绛,是胖大还是瘦薄,有无裂纹、齿痕、芒刺,形态是痿软还是强直,还是颤动,是缩短还是歪斜,有否吐弄、流口水等,舌下静脉血管是清淡还是紫暗等,以便判断病邪的性质、正气的盛衰、病位的深浅、病势的进退。其六,观察头、目、耳、鼻、唇、齿、咽喉、皮毛及二便(大小便)的形态、色泽等,以判断疾病的病位、性质及病情的变化。

二、闻诊

闻诊包括耳朵听到的,鼻子闻到的各种信息。首先从语声察知声音的强弱,语言表达是否正常,有无嘶哑、重浊或失声,甚至呻吟、惊呼等,以判断正气的盛衰、病邪的性质、病位的所在、神志的常异。其二,从呼吸气微与气粗、哮与喘、少气与叹息等,以判断疾病的属虚属实。其三,从咳嗽的声音的重浊或低微、有痰或无痰,以判断肺部或支气管疾病的性质属热还是属寒,属实还是属虚。其四,从嗳气、呃逆声音的高亢或低沉及气味的类型,以判断脾胃升降功能的异常、病变的性质等。其五,从口气及各种排泄物、分泌物的气味,以判断疾病的属性。

三、切诊

切诊包括脉搏的切诊及体表各部位的切诊。从脉搏的频率、节律、充盈度，显现的部位，波动的幅度和畅通程度以判断症的部位、性质及正邪性质、阴阳盛衰。中医的脉学讲得比较细致，有洪、大、弦、数、沉、迟、濡、滑、涩、结、代等多种脉象，反映病情的急、盛、慢、衰、虚、实、表、里、寒、热、湿、瘀等。脉象在民间中影响较大，许多患者常把医生的脉象水平作为判断其医术高低的标准，笔者临证中，常碰到患者把手伸给自己只要求"把脉"，而不回答医生对病情的询问，场面很尴尬。这是患者的偏见。这种偏见也与社会部分医生只"把脉"而不问病情，甚至过分夸大脉诊作用有很大关联。切诊当然还包括看肌肤的寒热、枯荣、润燥和肿胀，手足的温凉，脘腹的软硬，皮下是否有硬结、包块，喜按还是拒按，穴位的痛感等，以判断疾病的寒热虚实，病情的轻重等。

以上望、闻、切三诊是中医通过感官直接观察患者常用的诊病方法及手段，其理由固然来源于"有诸内者，必形诸外"这一观点，但最重要的仍然是直接问诊这一常被忽视的方法。

四、问诊

问诊在四诊中应该是最重要的一诊，这种询问包括以往病史、现病史、家族史、个人生活史等，而重点则是问清现病史及现今的各种不适的感觉，如发病经过、寒热状况、汗出状况、疼痛状况、睡眠状况、神志状况、饮食及二便状况、妇女经带状况等，从问诊中获得望、闻、切三诊无法观察到的病情资料，然后综合四诊所得进行全面的分析判断，以确定疾病的原因、性质和部位，从而制定出合理的预防与治疗疾病的方案。

问诊既要求医生有问诊的技巧与艺术，更重要的是要有医患之间的情感交流。如果一个医德高尚，心地善良的医者通过与患者交谈，使患者对医者产生充分的信任，患者就愿意把自己的症状与痛苦甚至自己的"隐私"全盘讲给医者听，就一定会帮助医者准确判断病情的轻重、病位之所在，从而为患者制定合理正确的治疗方案，为用药提供真实的资料及依据，达到理想甚至事半功倍的效果。

望、闻、切三诊主要根据"有诸内者，必形诸外"这一观点，但不能把这一观点绝对化，中医并不认为机体内的一切疾病或异常变化，都可以从体外征象反映出来。由于疾病的发生、发展有一定过程，在各个时间内，体内的病理变化不一定马上反映于肌表或完全反映于肌表，以上三诊是有局限性的。所以，重视患者的自身感觉，让患者直接告诉医者他的不适症状是非常重要的。

在临床中，中医学不仅强调通过四诊全面收集病情资料的重要性，还强调在分析判断疾病性质的过程中，要善于鉴别外表证候的真伪，不为某种外表现象所迷惑。一般情况下，疾病的本质和所反映出来的症状是相一致的。正像《素问·刺志论》所说，"气实形实，气虚形虚，此其常也"，这就是说疾病的实和虚的内在本质和外表现象是一致的。但在有些特殊情况下，会出现"大实有羸状，至虚有盛候"这种内在本质与外表现象不相一致的状况。平时我们在"肺炎""上呼吸道感染""胆囊炎""急性阑尾炎"等疾病中发现，患者出现高热，体温往往在39℃以上，又有自觉寒冷的表现，这就不是"阳胜则热，阴胜则寒"的一般病理变化规律，而是"重热则寒，重寒则热"的假象，可谓"大实有羸状，至虚有盛候"这种内在本质与外在表现不一致的情况，即真热假寒或真寒假热。中医强调要医者摒弃假寒真热、假热真寒的假象，采取"热者寒之，寒者热之"或寒热并用的治则，常达到疗效满意症消病除的结果。中医注重诊断疾病，去伪存真的辨证施治，是靠着阴阳学说的辩证法的思想方法。同时，我在临床中还体会到，光靠中医这种"望闻问切"四诊，只用中医中药治疗这种高热患者，可能治好，也可能治不好。这就需要加用现代科学技术，如化验血常规、血沉，运用胸部X

线片、CT及彩色B超检查等手段帮助诊出"肺炎""胆囊炎""急性阑尾炎"等疾病来。发现血象中白细胞增高，且以中性粒细胞增高为主，加用抗生素治疗，肯定疗效更满意。从患者既有体温增高又有自身怕冷甚至肌肉颤动的症状，医者凭借常识能识别致病菌是革兰氏阴性菌感染所致，这种细菌释放出内毒素，使人体发热，加用更有针对性的对革兰氏阴性菌有杀灭作用的抗生素可能会在辨证用药（解表清热或清热解毒之法）的中药运用基础上锦上添花、事半功倍。如果从血象白细胞分类中查出主要是淋巴细胞增高，X线检查以间质性肺炎为主，从而考虑致病因素是病毒，临床治疗中加用抗病毒的西药及中草药，疗效满意也是肯定的，这是中医辨证与西医辨病相结合的优势所在，也是目前中西医结合诊断疾病的最常用的模式——辨病与辨证相结合。现代科学技术及现代仪器检查手段不是西医的专利，它应是西医的，也是中医的，也是中西医结合的。目前广大的中医院、综合医院的中医科的医务工作者，不是都在借助用现代科技手段诊疗疾病吗？

中医学的发展及诊断学要引进现代医学成果。国医大师邓铁涛在传统四诊的基础上提出五诊，即望、闻、问、切、查，强调实验室检查结果，这体现了现代病证结合的新模式，也是中西医结合的一部分。

第四节　中医治疗学特点

西医病理重在结构，中医病理重在功能。这就决定了在治疗学上，中、西医有其根本不同，西医侧重于病理上的局部器官损害，治疗上以局部修复与治疗为主，认为纠正了局部病变，也可以消除全身性病变。而中医恰好相反，认为病理上主要是脏腑功能的失常导致的正邪盛衰、阴阳失调的全身功能紊乱，从而在治疗上侧重于以全身调理为中心，以纠正全身性病变来消除局部性病变，必要时辅以局部治疗的特点。

中医以"本"为核心，以调理为手段的治疗学完全符合系统科学的原理。其治疗学的基本原则就是：调理原则、治本原则、自和原则。"养生莫若知本，治病必求于本"是治本原则的基本思想。换句话讲，"益火之源""壮水之主"是治本的关键，是中医治疗学的突出特点。"治病必求于本""或本于阴，或本于阳，求得其本，然后可以施治"，这也是求本的基本思想。而"扶正祛邪""扶正固本"是中医治疗学的核心内容，所谓固本，就是要在全部治疗活动中，把顾护人体正气放在重要位置，调动、保护以至改善机体的正气，增强其自主性自我调节的功能，从而实现治愈疾病的目的。这是中医强调的"正气存内，邪不可干"的本意。

一、"标""本"统治的医疗法则

中医治疗学的一个较突出的治疗法则是把疾病的表现归结为表症与本症俱在，治疗要辨明标本，相应而治，标本同治。从疾病的先后讲，先病为本，后病为标。从疾病的主次讲，主要病证为本，次要病证为标。从疾病部位的内外讲，内部病证为本，外部病证为标。从邪正对比关系讲，正气为本，邪气为标。《素问·标本病传论》提出了要注意治本的基本原则："先病而后逆（正气衰逆）者，治其本；先逆而后病者，治其本；先寒而后生病者，治其本；先病而后生寒者，治其本；先热而后生病者，治其本……先病而后泄者，治其本；先泄而后生他病者，治其本……先中满而后烦心者，治其本。"这八条治本的原则应这样理解：先有病，后正气衰逆的，其本在邪气盛，治疗宜用祛邪的方法；先因正气衰逆，而后发病的，其本为正气虚，要用培补正气的方法；先因寒邪致病的，其病本在寒邪，宜治其本寒；若先由他病而转成寒证的，则要治疗原来的他病；原由感受热邪而后病的，则治其本来的热邪；由原来的疾病转变为泄泻的，则治原来的本病；若先有泄泻，而后发生他病的，则以治疗泄泻为本；若原有腹部胀满，而后出现心烦不安的，则以腹部胀满为本而先治之。

而对治标的原则是："先热而后生中满者治其标……先病而后生中满者治其标……小大不利治其标",这三条治标的原则应这样理解：由热邪侵袭而导致胸腹胀满的,则疾病急在中满这一标证,此时要先治标。若先有其他疾病,而后出现中满证的,也应先治中满这一标证。凡由其他疾病引起的大小便不通的,亦应先通利大小便这个标证。

二、正邪分争的标本关系

"病发而有余,本而标之,先治其本,后治其标；病发而不足,标而本之,先治其标,后治其本。谨察间甚,以意调之。间者并行,甚者独行。"(《灵枢·病本》)以上这几句话应这样理解：凡因受邪发病而正气损伤不重,应以邪气为本,正气为标,先治邪而后养正。若因邪发病而正气损伤较重的,在治疗上应先扶正而后祛邪。总之,要综观疾病全程中的正邪分争,轻者可数症兼治,重的要单独治疗主要症状,使药力专一。

三、治疗阴阳偏盛偏衰先后的原则

"阴盛而阳虚,先补其阳,后泻其阴而和之；阴虚而阳盛,先补其阴,后泻其阳而和之。"(《灵枢·终始》)以上这几句话应该这样理解：患者阴邪盛而阳气虚的,治疗宜先温补阳气,然后祛除其阴邪；若患者阴液不足而阳邪偏盛的,治疗应先滋养阴液,而后祛除其阳邪,达到阴平阳秘的治疗目的。

四、强调内外先后的治疗原则

《素问·至真要大论》说："从内之外者,调其内；从外之内者,治其外。从内之外而盛于外者，先调其内而后治其外；从外之内而盛于内者，先治其外而后调其内，中外不相及，则治主病。"以上几句应理解为：疾病在内外转变过程中，治疗先后应掌握一些原则。凡属内部病变发展到外部的，要以治疗内部病变为主。若由外邪侵入而影响到内部的，要以驱除外邪为主，病由内发出致外表证候严重的，治疗仍应先内而后外。由外邪入内，表现内部病证较重的，但表证未除的，治疗仍应先治外，而后治内。若内外疾病尚未发生相互传变，则要抓主病治疗。

中医对于疾病的本质与它所反映于外的症状，常采用"正治"和"反治"两种治疗方法。正治法有："寒者热之，热者寒之……坚者削之……急者缓之，散者收之，损者温之，逸者行之，惊者平之，上之下之，摩之浴之，薄之劫之，开之发之。"（《素问·至真要大论》）反治法有"热因热用，寒因寒用，塞因塞用，通因通用"。就是说在一般情况下，寒证用热药，热证用寒药；特殊情况下，疾病某些症状与疾病本质不一致，如性质属寒的疾病，却出现某种假热症状，此时应以热药治其真寒；其他以此类推，这就是反治法。

另外，中医治疗学强调未病要先防，已病要早治，因时、因地、因人制宜，必须懂得风、寒、暑、湿、燥、火六气的变化，分析中药酸、苦、甘、辛、咸五味，弄清病患五脏之喜恶，及时祛除侵入人体的病邪，然后调养其正气，同时还必须审察患者的形体和思想意识的苦乐情绪，然后决定具体的治疗方法。

中医治疗学主要体现辨证论治的方法和规律。张仲景原著《伤寒杂病论》到宋代分成了《伤寒论》和《金匮要略》二书。《金匮要略》主要论述内科杂病的证治；而辨证论治的理论和方法，主要体现在《伤寒论》中。《伤寒论》全书列条文397条，113方。它的核心是六经（太阳、阳明、少阳、太阴、少阴、厥阴）传变规律，即"三阳""三阴"的传变规律。凡属病在表或病邪虽入里，但机体抗病能力强而病邪又盛者，在辨证上定为三阳证，即太阳证、阳明证、少阳证；凡属病邪入里，而机体抗病能力又弱，阳气不足者，在辨证上定为三阴证，即太阴证、少阴证、厥阴证。张氏通过《伤寒论》告知人们，疾病在不同的发展阶段有不同的性质，因而要有不同的施治法则。在太阳经阶段，风寒之邪在表，一般表现邪气实而正气强，故宜解表发汗。但由于病邪轻重的不同及人的机体抗御能力的差异，会出现不同的证型。如太阳表证，就有以发热恶寒、无汗、脉浮紧为主要特征的表实证和以发热恶风、微汗出、脉浮缓为主要特征的表虚证之分。治法上，前者宜发汗解表，如麻黄汤之属；后者宜解肌，调和营卫，如桂枝汤之属。在阳明经阶段，病邪已入里化热，但正气仍强，故宜清泄里热或攻下里实；在少阳经阶段，病邪处于半表半里之间，正邪交争，寒热往来，故宜和解少阳；在太阴经阶段，脾阳虚弱，寒湿内阻，故宜温中散寒祛湿；在少阴经阶段，心肾阳虚，不能温煦机体，应温肾扶阳救逆，或真阴耗损，虚火亢盛，阴不能敛阳，应滋阴降火；在厥阴经阶段，为病变最后阶段，阴阳失调，寒热错杂，正气衰退，病情危重，应以调理寒热为主，力求阴阳协调，匡扶正气，以达到扶正祛邪、病危转安的目的。

无论是《伤寒论》，还是《金匮要略》，它们在治则中都把患者一系列不适症状及四诊中的"证"作为依据，这些病症、证可认为是病程中的一系列的"系统质"，然后医者分别从这些系统质中辨证施治，制定治疗方案。

如以上太阳表证的表实证与表虚证。表实证中发热、无汗、脉浮紧及表虚证中发热、恶风、微汗出、脉浮缓，就是两个系统质，是反映人体疾病表象的系统质，相应的麻黄汤与桂枝汤是两个不同的方药。若医者辨证准确，疗效是肯定的，不容置疑的。

又如：阳明里热证，可分为阳明经证和阳明腑实证。阳明经证是以大热、大汗、大渴、脉洪大等为主要的"症""证"的系统质，这个系统质包含患者的自觉症状——大热、大汗、大渴，又包含医者把脉中的脉洪大的体征，中医称这一系统质为阳明经证，制定治疗法则就是清热生津，方用白虎汤之属。阳明腑实证是以身热、腹痞满、疼痛拒按、大便燥结、脉沉细有力等为主要特征的系统质，中医称这一系统质为阳明腑实证，治疗法则为清热攻下，方药用大承气汤之属。

　　《伤寒论》与《金匮要略》提倡具体问题具体分析，分别从人所处的地理环境、四季差异及气候变化，疾病各个阶段，病情的轻重、表里、寒热、虚实等环节考虑，分别采取不同的治疗方案及方药，这是中医博大精深的突出特点。中医强调疾病不同的发生与发展阶段有不同的性质，要有不同的施治法则，同时要注意疾病在同一阶段亦有不同的证型，因而要有不同的治法，即使证型相同，但症状有异，还要变通治疗。

第五节　中医药物学特色

　　中药学有极其丰富的内容，明代著名中医药学家李时珍《本草纲目》的问世，是中药学发展的高峰。全书载药 1892 种，对药物的四气、五味、升降浮沉、归经等做了全面的介绍。中华人民共和国成立后，被编进中药辞典的中药已大大超过《本草纲目》所载的数目，而且对中药剂型的改革及对中药药理的研究都取得了不少突破性进展。中医治疗学强调中药君、臣、佐、使的合理应用确实大有学问，丰富多变的中药方剂中既有单味药的独特作用，又有两味药（也称药对）及多味药（也称串药）的奇特搭配，产生相辅相成或相反相成的独特疗效，这就是中草药的神奇及伟大。

　　中药以广泛的植物药及动物药为核心，是有机物的组合体，与西药中以人工合成的化学药品为主的药品有天然的本质上的区别与不同。西药中每一种药品的化学结构是固定的，目前对西药的研究已经比较精细及透彻，从药品使用方法一直到药物进入人体后吸收与排泄过程中的药物浓度，进入人体后低谷高峰的时间、半衰期，在各种脏器中的作用及排泄途径，不良反应等测定的研究，比较全面而精确，药物在局部治疗上靶点明确，带有"歼灭作用"，尤其对局部病变的治疗往往疗效迅速而肯定，同时也不否认有些西药的副作用也较多见。应该说西药学是近代自然科学迅速发展的重要科研成果，它起到了一个划时代的作用，尤其对一些急重症，甚至一些疑难疾病，西药都发挥了广泛而独特的作用。应该说在还原论指导下西医西药学大踏步地前进着，但还原论是有尽头的，是越来越步履艰难的，这就向目前从事药物研制的专家们提出了一个严肃而急迫的问题——还原论思路指导下的化学药品研制还能发展下去吗？

医为本，药为用，医药相为里表。中药和方剂作为中医调治疾病的主要物质手段，是在中医理论的指导下发展和应用的，形成了与中医理论贯通一致的中药方剂原理。这种原理与整个中医理论融会贯通，都是沿着系统论的思路发展的。系统科学为中药学提供了有效和可靠的理论武器，使我们可能从更高的角度认清中药方剂原理与西药药理的原则性差别。

现代对中药的研究表明，一味中药就是一个"微方"，一个小整体，它有效的药理成分包括挥发油、多糖、皂苷、生物碱、黄酮、各种微量元素及维生素等，对人体多器官、多靶点的功效是单味西药对单一靶点的功效完全不同的，也是无法比拟的，而多味中药组成的方剂在人体内所发挥的功效——多系统质的作用更是极为复杂的。中药复方治疗疾病的根本特点就是根据临证辨证形成的"核心思维"，针对"核心病机"形成"核心处方"，发挥对人体扶正祛邪、平衡阴阳的综合治疗作用，实施多系统、多器官、多靶点的功能调理效能，从而达到治愈疾病的目的。

中医治疗包含着中药临床运用的君、臣、佐、使的主次配伍，四气五味、升降浮沉及归经的驾驭，七情和合的相互作用等，这是方剂的整体性能，也是中药的整体取胜原理。更明确地说，方剂在疗效上不是组成方剂各单味药的疗效相加，而是经过医者组方配伍的整体效应的体现，它要大于、高于，主要是不同于组成该方剂各单味中药药效的总和，它体现了中药疗效的整体大于或不等于部分之和的原理。疗效满意是方剂的最终目的。

方剂是典型的系统，方剂的整体性能，也是系统质，是在与人体某些"状态"的相互作用中表现和发挥的，其作用对象不是别的，是人体的功能。这种功能也是人体的系统质。换句话讲，中药和方剂的属性、功能是作为中药和方剂的系统质在与人体的系统质相互作用中表现和发挥的，因而对方剂的疗效认定只有从这种整体水平的相互作用中才能找到答案。

"方有合群之妙"，一个理想的方剂的形成，第一靠正确地选药，第二靠正确地组方配伍，应该说后者比前者更重要。用方的目的不在于分散地、个别地使用方内之药，而在于形成一个整体发挥的集成的总体效应。各药选定后，其地位（君、臣、佐、使）、用量，要依组方配伍法则来规定，君、臣、佐、使中的君药可有一味药，也可数味药担当，臣、佐、使亦然。各药进入方剂之后，就不能自由地独立发挥其功效，要在整体上受君、臣、佐、使地位的支配，还要参入七情和合的相互作用，由此产生出组方配伍的整体效应。因此，如果撇开组方配伍关系，把方剂的整体功效直接归结为方内各药相加的功效，就是阉割了方剂的灵魂。如果轻视组方配伍法度，随意堆砌为方，"牵强附会""强拉硬拽"，其结果不可能是各药物的相互协调，而功效必大打折扣，且副作用增多，这是未得方剂要领的粗工所为。

单味药对人体的调节功效带有单一性、片面性，方剂的功效则是综合的、统一的，在量和质上都比单味药高一层次。方可以人工设计，以"证"为对象，以方应"证"，以特定的方来调治特定的"证"，以外在的系统质（方剂）来作用于内在的系统质（体内异常的功能）。

西药的化学属性规定了它对疾病的局部的杀伤性，靶点明确，局部疗效确切，但对慢性、多源性、整体性疾病来讲，比中药要逊色得多。中药的作用对象不是特异性病原因子，在"疗"和"效"之间，不存在作为药的"实用粒子"与作为病原的"实物粒子"之间"一对一"的特异性对应关系，而是针对人体的功能进行调理作用。

中药疗效要达到的目的不是直接杀死致病因子，而是使致病因子在体内不起作用，从而使人体阴平阳秘，邪去体安。调理就是中医中药的独特之处。许多人讲中医中药是调理医学，从中医中药针对人体的整体功能的调理作用来讲，是符合事实的，此评价有其合理性及正确性。但有些个别人将中医调理疾病理解为只是"调理"，而不是治病，这就是大错特错了。应该强调的是：调理只是治病的手段，不是目的。中医治病的最大优势就是整体调理，辨证施治，既调理人体，又治疗疾病，这是被历代医疗实践所证实的真理，谁也否认不了。

相辅相成和相反相成是方剂配伍的两种基本思维。在临证配伍应用时，往往表现在相反相成中存在着相辅相成内涵，或在相辅相成中包含着相反相成的内容。医学祖先给我们留下许多相辅相成的"药对"，如黄连与黄芩、女贞子与旱莲草、黄芪与党参等；也有许多相反相成的"药对"，如石膏与麻黄、黄连与吴茱萸、半夏与麦冬等。相辅相成的配伍，目的是加强两种类似性质药的治疗作用，相反相成的配伍，通过药物间的相互利用及制约，以减轻药物某些偏性，发挥一种或多种相辅相成药无法发挥的治疗作用。

中药的功效可分为扶正和祛邪两大类：扶正有温阳、滋阴、益气、养血、充精、生津等，祛邪包括清热、散寒、活血、化痰、逐瘀、祛风、祛湿、驱虫等，其用药的最终目的是扶正祛邪、正胜邪去，达到人体阴阳平衡、阴平阳秘的自和平安的境界。

由于一味中药含的成分太多，成分复杂，一味药就是一个"微方"。如党参，性味甘、平，其功效是补中益气，健脾养胃，与白术、黄芪等合用，则增强脾胃的运化吸收功能。许多药理学家介绍说：党参含有大量的糖（葡萄糖、蔗糖、菊糖）和磷酸盐，还有挥发油、皂苷、石碱草素、脂肪及微量生物碱，17种氨基酸，14种无机元素，7种人体必需的微量元素等。临床学家研究表明，党参与人参一样对人体也有双向调节作用，能增强机体免疫功能，对人体的损伤有保护作用，对心血管、消化、呼吸等系统都有增强功能，还有修复创伤及抗炎、镇痛作用。

一个好的有效的临床方剂可称为"核心处方"，它产生于"核心思维"。能够设计出方到病除的核心处方靠的是核心思维的形成，而一个良医的核心思维，尤其对多种疾病都能形成核心思维谈何容易！能够形成恰到好处甚至炉火纯青的核心处方，靠的是对"核心病机"的识别及认同，而这种识别与认同的根基就是医者大脑的核心思维。核心思维的形成必须有中医的原创思维为基础，就是《黄帝内经》的原创思维加上医者的逻辑推理思维、唯物辩证思维，多年临床积累的经验思维，当然还应有现代医学的微观辨证思维，合在一处，才能形成多系统、多层次、多靶点药效的在核心思维指导下的核心处方。

中药的药性和功效，从未根据其物理、化学属性来论定。中医始终把微观研究置于宏观中认识，这也是中医中药的一大特点。中药作为外来物质，是通过对人体的作用效果来反映其功效的。中药有药物偏性，医者针对病证的寒热虚实、阴阳表里，采用相应的各具热、寒、凉、温、补、泻等偏性的中药，有针对性地治疗疾病。中药的"四气五味""升降浮沉"是对机体功能的作用效应；归经则是与经络功能相互作用的反映。至于解表、清热、祛暑、散寒、滋阴、化痰、利水、泻下、柔肝、理气、活血、化瘀、补肾、温肾、温阳等功效，更是中药作用于人体的功能所产生的效应。

中医临床用药非常细致到位，针对性强，按不同脏腑选择不同针对性的药物，治疗性质不同的疾病，要选择不同针对性的药物，而且治疗性质相同的疾病，若病的脏腑不同，也要注意选择不同针对性的药物。如运用泻火药，泻心火多用黄连，泻肝火多用龙胆草，泻肺火多用鱼腥草、黄芩，泻肾火多用黄柏、知母，泻胃火多用石膏，泻胆火多用栀子、柴胡，泻大肠火多用红藤、败酱草、大黄等。再如滋阴药，如属肺阴虚，多用沙参、麦冬、百合、玄参、生地等；如属心阴虚，多选择西洋参、生地、麦冬等；如属肾阴虚，多选择生地、山萸肉、龟板、天门冬、女贞子、旱莲草等；如属脾阴虚，多选择山药、扁豆、莲子肉、薏苡仁等；若属胃阴虚，多选择沙参、麦冬、石斛、玉竹等；如属肝阴虚，多选择白芍、鳖甲、生地、阿胶、女贞子等。

"是药三分毒",我国中药典籍详细记载了有关中药的毒性,即使是医学经验丰富的医生,对于"有毒之品",临床应用中也应慎之又慎,以免误人子弟。有过敏体质的患者服用某些中药可出现皮肤水肿、皮疹、湿疹甚至哮喘等,应详细询问患者过敏史,尽量不用易致敏的中药。有些对肝肾有害的药尽量不用,既往如含有关木通的龙胆泻肝丸,患者服用后临床发现有肾功能损害,在全国已引起较大的不良影响,教训极为深刻。

中药的剂量应用问题也很重要,一个中医理论修养高、临床经验丰富的好中医,在临证用药中必然会辨证施治,用药如用兵,用药如下棋,精心分析,缜密思考,恰当把握每味药的分寸,巧妙组方,药到病除,受到患者的称赞。

综上所述,中医运用系统论思想、整体联系的理念来观察、分析、理解活动着的复杂的人体,把人体的正常的或异常的脏腑功能、经络功能、阴阳气血津液等认定为一个个系统质——正常生理功能的系统质及异常功能的系统质,这些系统质被认定为只存在于活着的机体里,否则系统质就不存在或完全消失。系统质反映的是人体的功能,既有生理上的正常功能,又有病理上的异常功能,它只是存在于活着的人体中的属性、功能、行为。以系统论思想及系统质的观点来观察理解疾病及辨证施治,就会把人体的一切生理病理变化"简单化""提纲挈领化",更易让医者透彻地看到动态变化中的疾病规律及用药治病法则。

以一个腹部隐痛、胀闷,大便稀溏,畏冷食的患者为例,这个患者表现的症状是腹痛、胀,大便稀溏,畏服冷凉,可把这4个不适症状归结为一个证的系统质表现,是病态上的系统质,医者发现该患者舌质胖嫩,有齿印,苔白腻,脉沉细,上腹喜按,于是分析该患者在"证"的系统质为脾阳虚、脾胃虚寒湿盛。制定补脾温阳祛湿的方剂,组方为:炮附子、党参、炒白术、苍术、陈皮、茯苓、炮姜等。其中炮附子、炮姜、党参,温阳补气;苍术、白术、茯苓,暖脾祛湿;陈皮理气;这是一个方剂的"系统质",其功效就是温脾阳,祛中焦寒湿。从症、证到组方,可称为三个系统质,分别代表了患者的病"症",医者的辨"证"及组方治疗三个方面的态势组合——系统质的组合。如此类推到其他症、证、方,亦是照这样系统理论的思想来认识运用的。

系统学是中医的特色、优势的主体和核心,系统论尽管在中医学已经实际应用了两千多年,但这个概念在现今却是崭新的,它既体现了人的健康和疾病的深层规律,又是现今研究、发展中医学的理论武器。正是在这里,构成了中西医学之间的原则性区别;正是在这里,派生出中医临床在养生、诊断、治疗、方药等方面的突出特点;也正是这里,为中医现代化、中西医结合事业及人体科学的发展,提供了科学的认识论、方法论。中医以整体观念为核心,以调理为手段的诊治大法是中医系统论的精华。

怎样合理解析中医、理解中医,以上对中医理论及医疗实践作了粗浅的诠释。中医是祖先们从神农尝百草,历经几千年起伏跌宕而形成的岐黄之道——充盈系统论雏形的,饱含整体观与辨证施治医学哲理及疗效惊艳中外的伟大的中华民族医学。历史已经证明,还原论思路形成的是西医学,系统论思路形成的是中医学。中医作为独特的科学体系,体现了东方哲学与医理见解的精华。它侧重研究自然、社会与身心一体化的人,注重于生命活动的整体现象及其与自然的整体性联系,其思想突出表现在以唯物主义的气一元论为基础所建立的天人相应、形神统一的观念。它如实地把人理解为自然、社会、思维为统一体的高级生灵,把注意的重点放在整体的高度,从正常生命运动的发病机制、治疗规律等方面,把握了一系列属人的系统质的重要内容,而系统质恰是现代系统论中的一个重要概念,是认识、说明及开启中医基本理论的一个主要钥匙。人体内动态地存在巨系统、子系统等无数个"系统质",彼此协同、协调,这里有生理状态的"系统质",还有病理状态的"系统质"及治疗过程中变化着的"系统质",等等。中医学中,"天人合一""形神一体"观,理法方药一线贯穿的宏观性、整体性、综合性、联系性、动态性及有序性的理论、考察调控疾病的基本法则与治疗手段处处体现了现代系统论的光辉。中医学中阴阳二气的对立互根，人体气的升降出入的动态变化及气化功能，正邪矛盾的分争之论，五类形质元素及其相应状态的生克制化，三阴三阳的离合运动及脏象学说、经络学说、八纲辨证、三焦辨证、伤寒六经及温病中的卫气营血传变学说等，都处处体现了系统论观念中的整体性、联系性、有序性及动态性的特点。应该说中医系统学是中医方法论的实质和核心，它与当今科学从分析时代向系统时代的转变相一致，与医学模式从"生物医学模式"向"生物—心理—社会医学模式"转变相一致。这也是中医学最本质的特点，最根本的优势。努力发掘这一优势，使理论更趋完善，更符合唯物辩证法，无疑是时代的需要，是中西医结合事业及中医现代化的需要。

是否还应这样的理解中医，独特的中医生理学、病理病机学，独特的中医诊断学，以辨证施治为特点的独特治疗学及以天然的动植物为主药的独特的药物学，形成了独成一体的奇特的医学体系——岐黄之道的中医体系。中医学认为疾病的病机是人体的功能失常，正邪争斗的偏颇及阴阳失调，而治疗疾病就是利用药物、针灸或推拿等去纠正人体内各脏腑的功能失常，扶正祛邪、调理阴阳，使"正气存内，邪不可干"，恢复"阴平阳秘"的正常人的生理状态，即恢复人的健康状态。正如《素问·生气通天论》所指出的："因而和之，是谓圣度。"

中医的根本特点之一——辨证施治，是需要特别强调的。要达到施治之目的，必须辨好"证候"。证候是患者自觉的"不适症状"加医者通过"四诊"所查的体征统一，是疾病阶段性的本质和治疗针对的靶点，是疾病过程中某一阶段的病位、病性等的高度概括，并随着疾病的时空转化而发生动态变化。证候也是中医遣方用药的基础与依据。证候在整体动态中，体现了疾病进程不同阶段的特点，正确地把握了证候，就是抓住了辨证施治的真谛及核心，也是考察医者中医水平的试金石。所有疾病的证候表现，都是正常生理功能失常的反映，是"形神一体"的具体表现形式，疾病就是对立统一体的生理功能的失调或破坏。

导致生理功能失常的因素可能是生物的，也可能是非生物的，可能是内在的，也可能是外源的，而生命的特征之一，就是其生理功能对这些因素具有适应和反抗的本能，因此疾病的发展规律，就是这种生理功能对病因的反抗和适应的规律，是生理状态与病理状态相互交替的规律，也是矛盾对立统一规律在人体的体现。人是有机的统一整体，在这个整体中，脏与腑，气和血，内和外，寒和热，虚与实，表与里，功能与物质等，都是处于相互联系、相互制约、相对平衡之中，以维持人正常的生命功能活动。疾病的过程或是邪盛正虚，或是阴阳失调，治病的整个过程及目的，就在于使生理功能（正气）对病因（邪气）的反抗得以取胜而恢复人体邪去正安、阴平阳秘的平衡状态，也称"和"的状态。一个好中医治病的根本特点就是立足于人的整体观，从整体证候去把握疾病发展过程的转机，采取寒者热之，热者寒之，表者解之，里者和之，虚者实之，实者泄之的治疗办法，从而使已失调或遭到破坏的对立统一或阴阳平衡的关系恢复正常。

　　祖国医学发展史表明，首先有疾病的存在，而后才有药物的发现和应用，然后才逐渐有了治病的理论，它是循病、药、方、法、理的过程而产生，又是循理、法、方、药、病的过程而应用。如中医最重视的气血学说，强调"气为血帅，血为气母""气行则血行""补血必补气""疏其气血，令其条达，而致和平"。在临床常用的黄芪、当归两味药，也称补血汤（既补气，又补血），或补阳还五汤的七味药（黄芪、当归、川芎、赤芍、桃仁、红花、地龙），在临床应用中，就有力地应验了以上的气血理论。

　　中医的理、法、方、药是大系统理论体系，是一个巨系统，体现了整体性、联系性、动态性、有序性的特点，几千年来，数千数万的岐黄之道的崇拜者们靠《黄帝内经》的原创理论形成了有唯物主义的辩证思维及逻辑推理的"原创思维"，能洞悉疾病的"核心病机"，从而形成或创造了成千上万的"核心处方"，这是几千年来医学祖先天才头脑的化身，是留给我们后代保健护体的"通灵宝玉"，一个无法用语言比喻的巨大财富，如四君子汤、四物汤、麻黄汤、白虎汤、桂枝汤、小柴胡汤、丹栀逍遥散、六味地黄丸、补阳还五汤、大承气汤等成千上万的方剂，留下极为珍贵的遗产。古人经过千万次临床实践，结合经验与教训，逐渐形成"核心思维"，从而洞悉出各种疾病的"核心病机"，经过严格筛选才形成一大批"核心处方"，这些行之有效的方剂，应该永远加以保护并发扬光大。

方剂整体功效区别于方内各单味药功效之和，即整体大于或不等于部分之和，这是中药系统论、系统质的基本原理。由于单味中药含有的化学成分及有机成分太多且杂乱，而且中药方剂在体内的反应及功能与体外实验及动物实验差距太大，这就为从事中草药化学及生物研究的科研工作者增加了无数障碍。每味中药就是一个"微方"，多个"微方"的相加就是复方的效应，中医治病多用复方就在于追求方剂的整体功效。方剂的整体功效的形成当然与方内各单味药有关，常取决于医者的"核心思维"形成的组方配伍法度——君、臣、佐、使关系及"七情"的适度有效调控，更在于自己长期临床实践形成的原创思维、逻辑推理思维，联结成"核心思维"，与现代医学微观辨证结合而形成的"核心处方"。要做到对于某些病证准确完成"核心处方"谈何容易！不少中医及中西医结合工作者因缺乏临床经验及学习不足，还有医者的"悟性"即辨证思维较差，达不到治病用"核心处方"的目的，疗效不好或欠佳是肯定的，这也是医者思维"碎片化"的结果，其医疗水平与我们先圣张仲景"勤求古训，博采众方"的要求还相差较远。

中医现代化的口号已提出多年，中医药的疗效优势已深入人心，中医药疗效已引起中外医学界的关注。但对临床多种辨证形式的复杂性，急需有一个统一的、集中的核心辨证理论的模式。还有望、闻、问、切的诊断方法，极难量化等，需要努力改进。整体及创新性的改革，也需要与现代科学及西医学的结合来充实提高，实现与西医学更广泛、更深刻、更紧密的结合，为早日完成中西医的完全融合，形成新医学体系——"中医现代化医学"，也称"整体医学"而砥砺奋进。

第三章
感悟中西医结合

2016年12月25日，我国正式通过并发布了《中华人民共和国中医药法》，该法明确提出："中医药事业是我国医药卫生事业的重要组成部分。国家大力发展中医药事业，实行中西医并重的方针……国家鼓励中医西医相互学习，相互补充，协调发展，发挥各自优势，促进中西医结合。"这就为继承和弘扬中医药，促进中医药和中西医结合事业健康发展提供了有力的法律保障，具有里程碑的重大意义。

中医药学历经数千年的历史锤炼与沉淀，作为中华民族的瑰宝，应该在尊重其完整的理论体系的基础上，保其精华，去其糟粕，用辩证唯物主义系统论的认识论来充实提高复杂而富含哲理的理论，用现代科学技术手段来探索其博大精深的内涵。这是近半个多世纪以来中医、西医、中西医结合三支力量一直肩负的重任。

中西医结合作为世界自然科学医学部分的一个重要分支是难度最大的，谁也否定不了它的难度，中医与西医何时能融合成统一的整体医学，谁也预测不出。应该承认，几十年来，立志走中西医结合道路的科研人员及医务工作者为实现这一宗旨倾注了全身心的精力，利用先进的科学技术与现代化的手段,做了大量的工作,如对免疫学、脏象微观、血瘀原理、气虚原理、脾虚原理、肾虚原理、针刺镇痛等各个层面的探索与研究,已经取得了不少可喜的发现与成果,并对科研成果的本质、属性、科学原理作了一定的诠释及说明,有的在国际医学会议做了推广及交流。

中医应该敞开胸怀,融合新知,吸收一切先进成果为我所用,才能立于不败之地。中西医各有所长,各有所短,应该扬长避短,优势互补,这样才能提高疗效,更好地为患者解除痛苦。经过近几十年中西医的结合与发展,中西医结合已不再是中医与西医简单地搭配或组合,正向更高层次发展。许多论文,已不再是原来纯中医的理论与内容,更多的是运用现代自然科学,包括分子生物学、遗传基因学、系统生物学、免疫学等,来诠释中医中药的疗效原理与科学价值。我国的医学院教科书中,西医中有中医知识,中医中有西医知识,尤其是西医的解剖、组织学及生理、生化的基础知识已系统进入中医院校的课堂,打开了中西医从基础上融合之门。

前面曾多次提过,中西医是两个不同的医学体系,二者在理论体系和思维模式方面存在较大的差异。西医注意身体的结构损害,局部损伤变化,而用药是化学结构明确、靶点单一的人工合成的化学药品。中医注意人体脏腑的功能变化及宏观整体方面的辨证施治,用药是靠几千年的经验积累形成的天然的动植物药,而这种天然的动植物药含有的化学、生物成分既多样,又复杂,恰好适应了中医的整体性、多层次、多靶点的辨证施治特点。这就规定了两种医药体系天然的难以通约性、相互结合及融合的艰难性,但不能因此就放弃中西医结合及中医现代化。我国几十年来,那些从事中西医结合的勇士们(请允许我这样称呼他们)不是已经在理论、经验、疗效等方面取得了骄人成果吗?

"辨病与辨证相结合"的研究及临床开展已几十年,但至今难以说清中医之"证"与西医之"病"究竟是什么关系,已经提出的宏观与微观、整体与部分、一般与个别、功能性失调与器质性病变等种种解释，都难以明确说明。从更深层内涵讲，"证"在本质上是功能性病变，"病"的本质是器质性病变；"证"与"病"的差异是功能性病变与器质性病变的差异；"辨证"与"辨病"相结合是功能性病理与器质性病变的统一问题，是中医对功能性"证"与西医病理性"病"的认识统一问题。

在中西医结合诊治而主要用中医中药治疗疾病的过程中，辨病与辨证可出现不同的结果。

一是辨病明确，辨证较差：疗效不好；二是辨病明确，辨证明确：疗效最好；三是辨病较差，辨证明确：疗效较好。

以上三种情况说明，中西医结合的疗效关键在辨证。

在中西医结合的探索道路上，没有任何捷径可走，只能在全面掌握两种医学理论知识的同时，将中医的辨证与西医辨病结合起来，融会贯通。密切结合一层，深入交换一层，相互融合一层，形成新的微观辨病与宏观辨证相结合的思维理念——中医的原创思维与西医逻辑推理思维相统一的"核心思维"，在这个中西医相结合的"核心思维"指导下形成的"核心处方"必能取得既高于单纯西医，又高于单纯中医的临床疗效。这是被无数中西医学家证实了的，也是笔者40年中西医结合临床实践的心得。

笔者最初西学中的医疗实践所犯的主要错误及碎片化的思维偏向就是，像西医一样用中药代替西药，有炎症的病（如肺炎）一定重用清热解毒药，像西药的抗生素一样针对靶点多用黄连、黄芩、金银花、连翘、鱼腥草、蒲公英等清热解毒药，不管是风寒感冒还是风热感冒，一律用清热解毒药，效果并不理想，甚至还加重病情。

中西医结合的先辈曾说过："应考虑以西医学病的研究成果与中医'证'结合起来，中西医研究如果只是从生药中提取有效成分，中医就没有了。针灸研究如果只是用器械或电测定进行分析，经络和穴位也就没有了。"西医研究中医，首先应抱着发展中医的态度，而不是用西医的还原论观念去理解中医，更不可能用西医去"融化"中医，事实上西医是不可能"融化"掉中医的。相反，随着科技水平的发展，中医的系统论理念能替代许多西医中的形而上学的内容。而中医药有广泛而深刻的奇特作用，将逐渐取代部分西药，淘汰掉目前还独家自傲的某些所谓特效的化学药品，这是历史发展的必然。

今天，临床医生所面临的疾病的多样性、复杂性、疑难性日益广泛而突出。随着社会的发展，患者及家属对健康的期望值越来越高，单纯西医或单纯中医似乎很难应对这样复杂的局面，有的患者及家属见了医生的第一句话，甚至是非常不客气地说："服你的药能去根吗？""需要几个疗程才能治好？"这是中医、西医临床上常遇到的难以回答的问题，任何一位负责任的医生都不会轻易地说出"这个病我包治""能去根"之类的话。

当前，对于治疗棘手的疑难病，中医或西医都会采取多学科会诊，协同诊治，尤其中西医结合，可能会化解部分难题。实事求是地讲，笔者身历其境并帮助西医解决的病例较多，有一定的成就感。这里也应该提醒部分中医大夫，要有"核心思维"及"核心处方"，才能帮助西医解决临床难题。

由于历史原因，中医病的名称比较繁杂，笔者认为，应该保留"证"这一中医的精华，将中医的"病"的名称全部改成西医"病"的名称，这并不影响中医的整体观及辨证施治的基本框架及科学内涵，相反，对于中医现代化与中西医结合，创立中国的新医学——整体医学体系是完全必要的先决条件。中医不能故步自封，要认识自身的错误及弱点，健全机体。中医司外揣内取类比象的认识理念中存在着单纯思辨的弊端，这种理念形成的理论一度为指导中医中药的辨证论治起到了主导性作用，但与新时代高度发展的科技并不同步，明显滞后于中医现代化以及中西医结合的要求水平。如果传统的中医学不能与时俱进，大胆地进行推陈出新的改进，不能与现代科技同步，曾经流光溢彩的中医中药将逐渐失去既往的光环。当然，这是提醒，也是敲警钟，立志于中医现代化及中西医结合的医务工作者们不会让中医暗淡，一定会以开拓创新的精神把中医中药之瑰宝发扬光大。

张伯礼院士讲："中医药学最具原创思维和丰富经验，我们不仅要传承，更要创新。执着坚守中医药灵魂和精华，大胆吸收现代科学知识为我所用……坚守与引进大胆结合，中医药的原创思维与现代科技相结合才能产生原创性成果。如青蒿素的发现、活血化瘀理论的发展，等等，都是值得学习的典范。"在全国近几十年的中西医结合的事业中，已经涌现出像陈可冀、屠呦呦、吴咸中、沈自尹等数十上百个中西医结合的典范及领军榜样，他们为中国中西医结合事业呕心沥血，披荆斩棘，取得了骄人的成就，起到了开路先锋的作用。

陈可冀院士领导的学术团队，历经三代人60年的发展，特别在活血化瘀的研究，重点解决防治心血管疾病方面取得了突出成就。在冠心病心绞痛、经皮冠状动脉介入治疗后再狭窄、心衰等方面取得确切的疗效，提出开拓性观念，制定了活血化瘀诊疗标准，研发了多个新药上市，培养了一大批中西医结合的年轻接班人，产生了重大的社会效益，是我国中西医结合事业的开拓者和领军人物之一。

屠呦呦教授从1969年2月接受中草药抗疟新药的研发任务至今，历经千辛万苦，从系统整理中医药经验入手，在无数人研究青蒿这味中药都失败的艰难环境下，进行中药的大量提纯，完成了临床前的一系列毒性试验，历经190次试验的失败，第191次才从青蒿这味中药提炼出青蒿素，作出了创新研制抗疟新药的突破性的重大贡献，成为第一位获得诺贝尔生理学或医学奖的中国本土科学家，极大地振奋了中西医结合事业工作者的信心及砥砺前行的勇气。

在外科急腹症领域作出了卓越贡献的天津医科大学吴咸中院士，是一个专心致志于外科领域创新发展中西医结合事业的享誉国内外的大师。50多年来，吴咸中院士率领其团队，运用"六腑以通为用"的中医学理论，突破了急腹症必须要外科手术的观念，采用中西医结合的措施，非手术治疗急腹症患者，取得了高于单纯手术治疗的明显效果，深得国内外同行的高度赞扬与好评。笔者在临床上效仿他的治疗经验治疗急性阑尾炎、急性胰腺炎、肠梗阻等急腹症也取得了成功。他是外科领域中西医结合治疗急腹症勇于开拓创新的典范。

上海华山医院的沈自尹院士，从1958年开始对六种疾病的异病同治进行研究，得出肾阳虚者共同存在的物质基础——下丘脑-垂体-肾上腺皮质轴，有不同环节（层次）、不同程度的功能紊乱的结论，同时得出另外两条轴线——性腺轴和甲状腺轴，亦有同样的结论。至此，三条轴上的紊乱，其病源指向下丘脑，经过对下丘脑的专项研究，得出了肾阳虚的调节中心在下丘脑的结论，促进了对中医"肾"的研究，同时对此项研究，全国7个省市及日本的高雄病院也得出相同的结论。他提出的中西医结合的初步途径是"辨病与辨证相结合"，辨西医的病，辨中医的证，极大地拓宽并加深了中西医结合的思路。尤其1986年在《中医杂志》上发表的《微观辨证和辨证微观化》一文，指出了中医的宏观辨证与西医的微观辨证相结合的中西医结合的一个重要途径，不仅拓宽了视野，而且临床上切实可行。

还有张亭栋教授、王振义院士、陈竺院士、陈赛娟院士等共同利用从有毒的中药砒霜、雄黄中提炼的"三氧化二砷"（简称氧化砷）治疗急、慢性粒细胞白血病取得了明显的成果，等等。

无论是西医学习中医，还是中医学习西医，开展的都是中西医结合事业，相互扬长避短、优势互补的结果都是在原来医学水平上的提升，把这种提升的成果应用于患者的医疗、康复上都是对人类健康事业的贡献。

我国著名的老中医叶橘泉前辈对中西医结合事业的认识比较深刻。他指出："中西医合作，互相学习，扬长避短，在临床采用双重诊断，应用中医方剂治疗，发掘了大量的有效疗法。如阑尾炎、胆囊炎、胆结石、胰腺炎、妇科盆腔炎、附件炎等许多急腹症，采用中医疗法，绝大部分避免了外科手术。又如急慢性肾炎、肝炎、高血压、冠心病、脑血管病、过敏性疾病及硬皮病等疑难性疾病，运用中西医结合治疗，取得了比单纯西医治疗更好的成绩。这些都是客观存在的事实……可以说，中西医结合是中医现代化、西医中国化，是我国医药学向前发展而成为中国特色的新医学、新药学。"叶老不仅是德高望重的名老中医，还是注重中学西的中西医结合的先驱者。早在1935年，叶老的论文《整理中医须设医院实验说》就发表在北平出版的《明日医药》杂志，并引起日本汉方医界的重视，并与之交流。他提倡"中西医结合必须在医院临床实验"，要中医辨证与西医的辨病结合，承认"中医是'潜科学'，不是'皮相'所能知其实际，只有通过实践，才能了解其实用价值"。他虚心好学，对一例他三诊无效的年轻的头痛患者请西医会诊，经腰穿取得脑脊液检查，诊断为脑膜结核，经注射链霉素及口服抗结核的西药挽救了这个年轻人的生命。这是一个中学西的典型案例。叶老是一个开明的、有开拓精神的老中医，是一个中学西，主张中西医结合的老前辈。

名老中医姜春华，用业余时间自学西医，并与一些西医专家互相学习，取得了许多骄人的临床成果。他同样主张"辨病施治和辨证论治结合，会给患者带来较多的好处"。他中医功底深厚，又虚心学习西医理论与实践结合，也是一个中学西的名老中医。姜春华老中医敢于打破中医四诊的框架，对心脏病伴有瘀血患者，即使舌质红绛，也用热药附子、肉桂，事实证明对改善心功能不全有明显疗效，他认为附子、肉桂具有扩血管及强心作用，从而改善心力衰竭。他是一个典型的、开明的主张中医学习西医，搞好中西医结合的专家。目前国内对他的学术思想进行研究，提出了"心身同治"思想是他医学理论与实践的核心。

中国工程院院士著名的中医内科学专家王永炎，从事中医内科医疗、教学、科研50余年，主持并完成国家多项科研项目，对老年脑健康、中风病及脑病的防治临床与基础研究作出了重要贡献。

中国工程院院士、中医络病学学科创立者和学科带头人吴以岭，致力络病理论与临床研究40年，继承并创新系统络病理论的体系，形成"络病证治""脉络学说"和"气络学说"，以络病理论为指导开辟心血管疾病、神经内分泌免疫类疾病治疗新途径，尤其重视动物药对疑难疾病的作用，对推动中医药学发展与中医现代化及中西医结合事业作出了重要贡献。

还是原中国中医科学院院长张伯礼说得好："中医药学习需要悟性，更需要创新思维。"他这番话不论对西学中、中学西，还是对中医本身，都有普遍的指导意义。悟性是一个医生必须具有的天然禀性，当然还需要有后天知识积累的基础。有的医生在临床上悟性强，判断疾病明确，辨证施治及时准确；有的医生悟性较差，对病因病机常分析失误，甚至本末倒置，根本不能形成核心思维及核心处方，不可能解除病痛使患者及时康复。我对悟性的理解有以下三个方面：

一，从悟性反应的时间性可分顿悟、速悟、缓悟及慢悟。二，从理解的深度可分为浅悟、深悟、彻悟。三，从思维的范围可分窄象悟（碎片化思维）、宽象悟、广象悟。顿悟、彻悟、广象悟是医生诊治患者悟性的最高、最深、最广范围的思维境界，也是核心思维的境界。

创新性思维是需要大力倡导的，没有创新，就没有人类的进步。创新性思维的前提条件是要破旧立新，只有破旧，才能立新，所谓不破不立。执着坚守中医药的灵魂和精华，对原创思维不仅要传承，更要创新，要大胆吸收现代科学知识为中医现代化及中西医结合所用，坚守与引进大胆结合，中医药的原创思维与现代科技相结合才能产生原创性成果。这种观念才是坚守及继承原创思维的真实含义。

现实生活中，一些坚守"经方"的中医，临床治病效果并不令人满意，到底为什么，我想可能有以下原因：

一、中医理论是在取类比象、司外揣内的带有系统论雏形的整体观指导下产生与形成的，它本身有其经验医学的落后面，缺乏传承的稳定性及科学性。

二、中医理论学说是一代比一代进步地总结与完善的，较早的《内经》尽管记载的理论及经验广泛而富有真实性及科学性，但毕竟是在两千多年前落后的时代形成的，理论还存在缺陷，现代人全然照抄显然不行。

三、现在中国人均寿命已达到 76 岁左右，中华人民共和国成立前只有30多岁,而遥远的古代平均寿命更低,现代人的疾病谱与古代的疾病谱差异很大,所以照搬硬套古人的处方及经验,必然事与愿违,达不到较理想的治疗效果。

以上我对中医原创思维的负面认识可能招来一些坚守中医原创理论的中医们的批评。前面我已大篇幅从正面肯定了中医理论及疗效,讲它是东方医学的瑰宝,并不过分。笔者认为,在目前科技爆炸的时代,应该严肃地提醒那些拒绝现代科学知识的少数中医,一定要敞开胸怀,既不被西医的还原论所套住,又要大胆接受现代科学(包括西医学),大胆地从事中西医结合的医疗实践,不断丰富、充实博大精深的中医理论,才能使中医永远处于不败之地而千秋万代地造福于人类。

目前西医学的分科越来越细,专业化程度越来越高,人体微观领域的认知度及深度离宏观整体理念越来越远,离人文关怀愈来愈远,医患矛盾也更加凸显,西医学的发展面临严重的挑战。而中医面对现代科学不断爆炸的挑战,始终固守原创理论框架,改进及创新举步维艰,大部分中医还躺在"天人相应,形神一体""横看成岭侧成峰,远近高低各不同"的优越特色的温床上。似乎中西医两种不同的认识论及疾病观发展下去会越来越分道扬镳,难以融合及结合,这种趋势目前是存在的,也是中西医结合及整体医学、整合医学所面临的严重障碍及拦路虎。但有一点是肯定的,这种现象不是当前中西医结合及整合医学的主流,而只是障碍及拦路虎。中西医结合及融合的大潮仍然汹涌澎湃,滚滚向前!

事实上,过去两千多年的历史证明,中医药理论及实践经验总结一直是发展的,贯穿着创新及改革的动力,传承《黄帝内经》之理,光大张仲景之法,特别是金元医家各流派的出现及明清温病学说,重视活血化瘀的学派们的"知行合一",无不彰显着中华医学靠自身的变革在各个时代的勃勃生命力,散发着疗效可靠的灿烂光辉。无怪乎西方医学家们谈起中医,望洋兴叹,不懂中国文化,要研究学好用好中医谈何容易!

第三章 感悟中西医结合

西医有自己的优势及短板，中医也有自己的优势及短板。西医的短板就是长期在还原论指导下的形而上学及碎片化思维，单线性一元性思维，分科越来越细，专业程度越来越精，以致面对复杂的疾病谱，患者多病缠身的局面难以应付，需要多学科会诊及中医辨证治疗。有一些医生眼里只有细菌、病毒及人体器官，很少体谅患者及患者对疾病的感受，只关心患者的躯体性疾病，常忽视患者的人文情怀与诉求，说得严酷些，甚至把一个活生生的饱含情感的人，看成了一个身体某部位有缺失的"机器人"，他们诊病、看病只靠仪器设备、化验检验，离开仪器设备就束手无策，不会对患者做开导及安慰工作。动手做物理检查与老一代西医师的水平相差较大。有一次，一个年轻医师问我："您怎么用手摸摸患者的上腹部，还没做肝脏CT检查，就确诊患者得了肝癌呢？"我讲患者有乙肝病史及饮酒史，再摸摸肝脏较大较硬，状况就基本确定为肝癌了。没有CT检查，我们老医生都是靠手摸出来的。

西医的短板恰是中医的优势，而中医的短板恰是西医的优势，中西医优势互补正是中西医取长补短、融合及发展的过程，我们应该重视每一个病，每个过程的中西医互补出现的治疗效果——高于单纯西医及单纯中医的治疗效果。努力寻找这个较高的治疗效果的根源，哪怕是中药中的一味药或者中药中的一种成分，能肯定是疗效好的原因，就是中西医结合的胜利，比如青蒿素的研究成果，还有丹参酚、丹参酮的活血化瘀的成果。在中西医结合这个浩大的工程中，中西医结合工作者及探索者，不要好高骛远，贪大喜功，急功近利，要踏踏实实，从点滴做起，千里之行，始于脚下。

习近平主席对中医及中西医结合事业非常支持，他在会见世界卫生组织陈冯富珍总干事的致辞中提出："我们要继承好、发展好、利用好传统医学，用开放包容的心态促进传统医学和现代医学更好融合。"习近平主席对明代教育家王阳明倡导的"知行合一"赞扬有加，指出"王阳明的心学正是中国传统文化中的精华，也是增强中国人文化自信的切入点之一"。王阳明所提出的"知行合一"是苦思后的彻悟，是对人类生命真相的深刻理解。一个国家能"知行合一"，才能兴旺发达，国泰民安。一个人能"知行合一"，才能在事业上砥砺奋进。中医现代化及中西医结合事业何尝不是如此，离开了知行合一，何谈结合？所谓中西医结合，就要运用现代科学知识和方法继承和发扬中医药学的宝贵遗产，取中西医之长，补中西医之短，贯通、贯通、再贯通，融合、融合、再融合。首先在"知"上即认识论上逐步融会贯通，将中医的重在功能，从整体、动态角度认识问题，即系统论的向外、联系的横向思维特点，与西医侧重在结构，从局部、静态角度认识问题，即还原论的向内、分割的纵向思维特点密切结合。这是一个相当难的结合，也是需要一个多时间、多空间的"行"的千锤百炼的磨合过程。

实践是检验真理的唯一标准。多少年来，对中医是否为科学进行过无数次的辩论，包括否定—肯定—再否定—再肯定的复杂艰苦的历程。而在这个历程中，有一个事实是世人肯定的，就是中医中药治疗常见病、疑难病其疗效是肯定的，许多疗效是西医所不及的。这到底是为什么？多少年来把中医说成"伪科学""非科学""玄学"，甚至讲为"巫医鬼神之说"，几乎要把这个"国宝"从理论上否定掉，但事实上不仅否定不了，反而使国内外的医学同行及人民大众更加了解了中医中药的"科学性""实效性"。

西医学之科学植根于自然科学的母体中，它是自然科学的一个分支，靠还原论的认识论，即穷尽到由表及里，直至器官—组织—细胞—分子的单线思维分析，一元论的解释，其科学内涵应是狭义的。而中医学是一门基于中华文化之母体，追求人体、自然与社会之理的学问，中医理论是在系统论范畴内判断疾病，它是医学实践经验的抽象与升华，素来以变化、复杂、动态的理念，包括"天人相应""形神统一"的视角宏观地以外揣内观察人体及疾病的多元论的经验科学，其科学内涵应该是广义的，不能以西医学的狭义科学观念去研究广义的中医学。这并不否定中西医结合中的中医学要吸取西医学中的先进的及科学的理论、知识、技术及技能。科学的四个基本特征即系统性、理论性、可证性、重复性，在西医学中已都具有，但并不完美。中医学的系统性、理论性、可证性，需要不断地整理、充实、提高，中医的可重复性的科学验证需要长期的过程，因为中医的科学性有悖于自然科学的简单、单一化，它是以复杂、变化、不确定为重要特点的，其中充斥着矛盾——又不同于矛盾的阴阳对立与协调，充斥着多种系统质的意境层次，个体化程度极高，不像西医学的基本以生物性为特点的探索与研究，不具备西医学纯生物特点的群体化特征。所以中医学的可重复性的科学特点需要长期的大量时间的积淀才能得以发展，并最终以具有可重复性的科学特点被世人所公认。这也是一百个中医看同一种疾病，有一百种处方，"横看成岭侧成峰，远近高低各不同"的奥妙所在，是个体中医水平明显的高低差别及疗效差别的基本原因。如果从系统论及还原论两种完全不同的认识论来认定两种医学诊治疾病的区别，中医是一面多变，千人千方，而西医是千人一面。中医具有复杂、不确定性及变化的理念，用复杂多变的理法方药应对复杂多变的繁多疾病，生命所以难以理解是由于它的复杂。

  作为中西医结合的及中医现代化的专家队伍要解放思想，以中医系统论为突破口，广泛摄取现代科学的系统论思想，在保持中医基本理论中的核心科学观的基础上，扬其精华，除其糟粕，要敢于打破中医理论研究的"以经解经"的传统方法，要敢于剖析扬弃存在于中医学中那些带有经验总结、现象描述、猜测性思辨等特点的知其然不知其所以然的"整体论"的弊病，必须用现代科学的理论包括现代系统论、信息论的观点和思想来解释经典，开明古籍之旨，大力移植和应用现代科学尤其西医学的内容，一步步地把中医系统论所涉及的基础研究、临床诊疗、养生保健的理论全面完整地挖掘出来，与西医学的基础理论与诊断治疗技术全面结合起来，使之上升到现代系统论的新型方法论模式。比如，中医的"正气存内，邪不可干"及"阴阳自和"的理论就应与现代科学的人体免疫理论有机地结合起来，现代科学的免疫学说非常接近中医的"正气"与"自和"的学说，把它们统一起来，将是中医正气理论的升华。

在强调西医的还原论认识理念及强调中医的系统论认识理念的时候，千万不能"僵化"这两种医学理论，即不是西医等于还原论，中医等于系统论。其实两类医学的两种认识论都兼而有之，中医的系统论中有还原论的认识观，西医的还原论中有系统论理念。如西医学也有整体观，在抢救危重患者时，特别注意体温、血压、心跳、脉搏及呼吸等生命体征的变化，特别注意患者的血常规、血红蛋白、电解质、血中酸碱度及二便的情况，综合分析，从而采取多因素、多途径的抢救措施，甚至开通两个或三个静脉通道，您能说西医没有整体观吗？

王永炎院士、杜治政教授、樊代明院士先后从2001年至2012年提出并强调未来医学发展目标是整合医学。整合医学体现了中西医的融通、互补、兼容，适应了医学发展的整体化趋势，适应了"生物医学模式"向"生物—心理—社会医学模式"的转变，将医学各领域最先进的知识和临床各专科最有效的实践经验分别加以有机的结合，使之更加符合、更加适合疾病治疗。整合医学尽管离我们还比较遥远，但它是时代发展的方向及目标。中西医结合的中医现代化已经为整合医学铺平了道路，开拓出无数奔向整合医学的成果及经验。

奋斗吧，为中西医结合事业，为中医现代化事业奋斗的医务工作者们！美好的中西医结合的整体医学直至整合医学正向我们招手呢！

第四章
在中西医结合的道路上前进

一、艰辛的从医历程

1945年12月,我出生于烟台市福山区(现在的烟台市开发区)。父亲赵风喈是1947年入党的老党员,从记事起,他就是村长、农业合作社社长,直到村党支部书记。他天生的善良宽厚的品格和以后培养出的大公无私、严己宽人的品质,给我一生如何做人以较大的影响。

我7岁时患了支气管哮喘病,严重的哮喘几乎使我整天晨夕不安,夜不能卧,常常坐着伏倚着窗台睡觉,姐姐常为我捶背(她后来靠着聪明才智及不懈的努力,成为了一名合格的全国优秀教师),让我能够稍微安息一下。父母为我治病几乎访遍了烟台几位"名医",在一个部队医院给我左手深深切了三刀,不知什么疗法,使我疼痛一个多星期也无济于事。上初中读书,哮喘几乎天天发作的我,经常被老师派几位较大的同学从9千米之外的学校送我回家,生怕我"牺牲"在学校里。有一段时间我需要每天往返学校与家里,路途中我几次靠手拄木棍艰难地走路,那时才14岁。有一点不是自夸,从小学直到高中毕业,我的学习成绩一直名列前茅，高中毕业时，因为身体原因，在当时的政策环境下，我没有资格报考理工科大学，只能选择省内的医学院或农学院。1965年我参加高考，考上山东医学院医疗系。1970年8月我到莱阳县万第医院内科工作。在这个基层医院，我作为医院的团支书，积极地带领七八位青年每天早晨往返十几千米路，手推装有五百多斤沙石的独轮小车为建院盖房；为抢救窒息的婴儿口对口地吸痰，受到当地政府的表扬，并于毕业后第三年加入中国共产党。更值得一提的是，由于忘我地积极工作，院长两次派我到大医院内科及小儿科进修学习将近两年的时间，打下了较牢固的西医内科基础，学到不少医学知识及技能，弥补了"文革"时期学业荒废造成的缺憾，学会了各种内脏穿刺技术，包括胸穿、腰穿、骨穿、肝穿刺、心包穿刺及小儿颅脑穿刺，学会了肝硬化胃底静脉曲张破裂出血的三腔管安放术、颈交感神经节封闭术、脓胸双通道引流术、双下颌骨脱臼矫正术等常见的技术。这些技能帮助我抢救了无数多病种的内科及小儿科患者。尤其是抢救了一个村同时发生的23例儿童暴发性急性传染性流行性脑膜炎（这个病目前在我国已很少发现），几乎在1～2天内同时发生，有一半患儿伴有皮下出血及昏迷。时间就是生命，我两天两夜没休息，与其他七八位医护人员昼夜奋战，3天内把23例濒临死亡的4～8岁的儿童全都抢救成功，其抢救治疗方案是我从大医院进修学习的即刻生效的方案，我第一次感受到西医抢救急危患者的优势。

在这个基层医院，有6～7名大学专科以上毕业的新老医生，甚至能做胃大部切除手术及子宫全切手术，还有2名老中医轮流每周给我们西医大夫讲授中医知识。我给患者用中药治病是从1971年开始的，有一名年轻的未婚女患者，大约22岁，已有3个月未来月经，很焦虑。我用学过的中药四物汤（当归、熟地、赤芍、川芎）为她开了3天的药量，她服后月经来潮且持续5天。这件事对我启发很大，这是我第一次用中医中药给患者治病，没想到中药的疗效这么好。从此坚定了我以后好好学习中医的决心。

第四章　在中西医结合的道路上前进

1979年8月，在县医院内科工作的我以优异的成绩考取了山东中医学院西学中系（中央批准的招生指标，必须是西医院校毕业多年的本科毕业生）。中医学院领导极为重视对我们这批西学中老学生的培养，几乎所有山东的著名中医专家、院长及老教师们为我们授课。我们是山东多批西学中系唯一最后获得毕业证书而不是结业证书的学生。在1981年8月，我以全系各门统考功课总分第一的成绩毕业，并代表全系同学在毕业典礼上发言，其中讲的至今仍记忆犹新的话是："一定不辜负党和人民的培养，不辜负学院领导及老师的精心教育、授课及指导，把中西医结合事业进行到底。"毕业当年，我的第一篇题为"叶桂'养胃阴'浅议"的论文在《山东中医杂志》发表，较深刻地阐述了清代著名医家叶桂的学术思想，受到省内医学家的好评。从此，我更深爱中医中药。1986年，《王清任重视内景说的历史贡献》一文在《山东中医杂志》发表，并获得山东省第一届齐鲁杯优秀论文二等奖，该篇论文高度评价了清代著名医家王清任敢于解剖尸体，发展中医事业的巨大贡献。随后，《黄芪三白汤治疗消化道溃疡106例》《老年心肌梗死应注意的几个问题》等文章相继在杂志上发表。我于1990年荣幸地被评为《山东中医杂志》1981年至1990年十年间该刊的优秀作者，此时的我初次尝到中西医结合的甜头，从心里感到中西医结合治病较西医或中医均有不可比拟的优势。中西医结合事业源于西医和中医，但它却高于单纯西医和中医，有美好的前景。

1981年8月，我带着我的第二高校山东中医学院毕业证书及重新分配介绍信找到了烟台毓璜顶医院，当时已经从事中西医结合事业在全省很有声望的田文院长竟然审查了我的学业论文，热情接受了我，把重视人才放在第一位，没有私情地收留了我这个不起眼的住院医师，这也是我生命里程的重要转折。这更加增强了我学好中医，走中西医结合之路的意志和决心。我几乎对内科所有病种都按中西医结合治疗，许多疾病经我中西医治疗取得了高于单纯西医的疗效，这是明摆的事实，谁也否定不了。

中西医结合感悟与临床心得

  1987年3月，我有幸进入中国医学科学院阜外医院心内科进修学习一年，得到了全国著名的几位心血管教授——陶寿琪、刘力生、陈在嘉、程显声、高润霖等先生的教、传、带，使我的心血管内科业务水平有了突破性进展。一年后我重新回到毓璜顶医院，带回了新技术及新药物。当时毓璜顶医院还没有硝酸甘油针剂，我建议医院买回了这种药物，使医院抢救急性心肌梗死的死亡率由原来的30%下降到15%以下。我成功地运用中西医结合方法抢救了60余例急性心肌梗死患者，其1年死亡率降到了5%以下，达到全国先进水平。

  1995年，在取得中西医结合抢救急性心肌梗死成功经验的基础上，我的科研项目——"中西医结合抢救急性心肌梗死的临床与实验研究"被批准为省科委立项课题，由我牵头带领几位医师经过近三年的艰苦努力，终于在1997年底完成了科研计划，在由山东省著名心血管专家潘其兴、陈克忠等七名专家做出的综合科研鉴定上给予了很高的评价："本研究采取多年自创的中药方剂抗心梗煎剂，对AMI患者进行了有关的医学基础及临床两个方面的对比分析研究，发现该方剂对改善氧化指标，改善血液黏稠度，改善临床及预后，均具有显著疗效……这无疑对挖掘中医药的潜力，促进医学发展具有重大贡献，故本课题的完成，不仅具有重大的学术意义，而且有重要的临床应用价值，达到了国际先进水平。"1998年10月，经过山东省十几位著名中西医专家评定，此项科研成果被评定为山东省科技进步二等奖，这也是烟台市近二十年来在临床心血管领域获得的第一个重大科研奖。1999年秋，山东省举行的科技表彰大会上，我荣幸地登上了领奖台。与此科研有关的两篇重要论文发表在《中国中西医结合杂志》1998年第2期及《山东中医药大学学报》1998年第2期上。因发表在《中国中西医结合杂志》上的论文《抗心梗煎剂对急性心肌梗塞患者抗脂质过氧化作用的临床研究》，我先后被澳大利亚、意大利、德国三次国际学术会议邀请参加交流，终因为资金等原因未能出席。因发表在《山东中医药大学学报》的论文《中西医结合抢救急性心肌梗塞临床研究》，我也先后收到了全国中西医结合

第四章 在中西医结合的道路上前进

学术会议的邀请。

应该说，在中西医结合的道路上，我迈出了可喜的步伐，为了从理论上对中医学的研究有所突破，我从系统论的哲学高度阐述了中医药学这门经验医学的内涵及发掘发展中医的评述，论文《发掘与发展中医系统论之浅见》发表在1995年《临床理论与实践》杂志新探索栏中。

一个人活在世界上，很重要的一条做人轨迹，就是对社会对人类付出的应该大大超出他所得到的，这才不枉费一生。我第一次用中西医结合治疗患者取得明显效果是从我第二次大学（中医学院）即将毕业的那年开始的。假期回老家探亲，邻村的教师张某请我为他奄奄一息的母亲看病，他母亲已被天津、大连几家大医院诊断为腹部恶性淋巴瘤，无法治疗。当我看到瘦弱的已不能说话的老人七天没有进食的时候，也感到无可奈何，她腹部高高隆起的包块足有15cm×15cm大，体重只有35kg，全家已准备好送老衣服为她送终。经过认真检查，我大胆设想患者可能是患肠结核引起的不全性肠梗阻，而不是恶性肿瘤。我用乌药、枳壳等几味中药煎剂施治，连续观察3天，患者竟能吞食少量流质食物，我果断地加用了抗结核的链霉素、异烟肼，及防止肠粘连的激素泼尼松，真是想不到患者的"腹部肿块"竟然一天天消退了，进食量也一天天增加。回到中医学院后，我继续写信指导他们治疗，两个月后老人已基本痊愈如常人，半年后完全康复，以后又活了十年，这一事件在当地传为佳话，也坚定了我走中西医结合道路的决心。

1995年8月6日晚7点钟，一例患急性心肌梗死的住院患者突发"室颤"，心跳、呼吸均停止，患者已深度昏迷，值班医生为他电击除颤及人工呼吸没有成功，我接到电话赶往医院，指导值班医生进行了第四次到第八次电击除颤，20分钟后，电击除颤成功，患者恢复了心跳，但一直靠人工呼吸及呼吸机维持呼吸，大约8小时候后，患者恢复了自主呼吸，但一直深昏迷。第二天早上，有人告诉我，说我右脚穿了一只黑皮鞋，左脚穿了一只红皮鞋时，我才发现为了从家赶路到医院抢救患者穿错了大儿子的一只红皮鞋。30多天来，我每天工作12小时以上,日夜守护,患者先后出现了消化道大出血、呼吸窘迫综合征、心力衰竭、肺水肿、脑水肿、肾衰竭、严重的铜绿假单胞菌肺内感染、电解质紊乱等八大并发症,我均采取了西药为主,中药为辅的办法,一次次抢救成功。半月后患者苏醒,1个月后患者能下地活动及拉胡琴等,达到了心肺复苏完全成功,脑复苏基本成功的治疗效果,以后又活了十五年。经检索此种情况抢救成功在全国尚属首例。参加此例抢救的医生还有李玉臻(副院长)、王洪敏、牟正彬、孙少俐、宁鲁荣、孙艺铸、戚加永、张庆泉、宫鑫。田文院长在全院大会上宣布该患者属全国首例抢救成功的喜讯,此项抢救成果被评为毓璜顶医院临床抢救一等奖,烟台电视台做了题为"重燃生命之火"的专题报道。1997年1月,我代表抢救小组在哈尔滨市召开的全国急症学术会议上做了大会交流,并在《中国急救医学》(1997年第17卷增刊)上发表了题为"1例急性心肌梗塞猝死复苏成功的体会"的文章。

二、阜外进修,受"导弹之父"鼓舞

我有幸在1987年在北京中国医学科学院阜外医院心内科进修学习一年,认识了为中国的科学事业作出了巨大贡献的被称为中国"导弹之父"的钱学森专家,当时他老人家的爱人蒋英(中国音乐学院教授)在心内科住院,科领导让我分管她的具体医疗工作,主要治疗方案由科主任及本院的主任医师拟定。我感到特别兴奋和自豪。每天我都看到钱老亲自看护他的夫人,那种对他夫人无微不至的关怀及平易近人和蔼可亲的态度使我终生不忘。至今,他那炯炯有神的大眼睛,和蔼可亲的面庞及毫无伟人架子的形象还印在我心中。他的话语很少,每次查房他只说谢谢!有一次向他透露我是个进修医生,还学过中医,他回答我的一句话是:"学中医好啊,中医有系统论。"我当时想他老人家就知道学中医好,中医有系统论,我一定永远学好用好中医。

三、董建华名老中医的指导

我有一次难以忘怀的经历，就是曾与名老中医董建华教授有两小时的交谈。那是1995年夏季，烟台市委联系名老中医董建华教授来烟台诊疾。我当时担任烟台毓璜顶医院干部保健科主任，负责老年干部的医疗保健工作。我也曾请他看过一例皮肤病（湿疹）的患者，并拿我自己拟定的15味中药处方向他请教，没想到他看完这位患者后，对我拟定处方只改了一味药的剂量，并给予了较好的评价与赞扬。至今我还深深记得这位平易近人、和蔼可亲的老中医专家，他当时还是全国人大常委会委员，一个深受尊重的全国中医界的领导人。

四、事迹回顾

由于我曾在大医院两次进修学习，尤其在心脑血管急症抢救方面具有一定的经验，院领导在1983年2月把我从内科调到干部保健科。

1995年7月份，我为一位老领导做保健医生1个月，他有夏季到大海游泳的习惯，有一天游泳过程中突然心脏病发作，被两个安保人员搀扶到沙滩上，我立刻通过听诊检查做出了疾病判断，血压几乎测不到，给他静脉注射急救强心药物等，才转危为安。我的多次劝说起了决定性作用，他在烟台的以后十几天里，再没有下海游泳，平安地在烟台度过了夏季。对于这件事，当时市委工作人员说我立了一功。

1996年8月7日，全国水产会议在蓬莱县（现烟台市蓬莱区）召开，参会的一位领导因发热、胸闷住进蓬莱县医院，当地医院误诊为肺炎，患者坚持要马上乘飞机回北京治疗，医院派我从烟台赶到蓬莱县医院会诊，经过全面体检，我否定了蓬莱县医院的诊断，证实患了急性心肌梗死，我极力劝阻他不要乘飞机回北京治疗，以免在飞机上发生不测，后送到毓璜顶医院。经二十多天的抢救，临出院时，领导握着我的手满怀激情地说："太谢谢你了，如果没有你的劝阻，我可能早就死在飞机上了。太感谢您这20多天来对我的精心治疗了。"

1996年8月，我被评为山东省保健先进个人，出席了山东省召开的表彰大会，并被省人事厅、卫生厅记个人三等功一次。我所领导的毓璜顶医院保健科又第二次被评为山东省卫生保健先进集体。

1999年10月11日，我参加了烟台卫生下乡第一批支农医疗队。我带领医疗队一行四人奔赴龙口市第二人民医院，一干就是半年多。在这批140人的医疗支农下乡人员中，我是唯一的主任医师，也是年龄最大的一个。我们以主人翁的姿态投入到医疗实践中去，一边诊治患者，一边传、帮、带受援医院的医师。我在这次下乡医疗中，充分发挥了中西医两门技术的作用，应诊患者平均每天60人次，最多达到96人次，经常每日工作在9小时以上，不能按时吃饭。许多疑难病被我治愈了，半年来收入院的14例急性心肌梗死患者全部抢救成功，内科住院患者增加到我们刚进院时的10倍。龙口市第二人民医院的收入每月按30%的速度递增。为此，烟台电视台、烟台广播电台、烟台日报、烟台晚报、龙口电视台多次报道了我们医疗队和我的事迹，烟台日报2000年3月11日又以"火红的晚霞"的专题，报道了我下乡支农的事迹。凡是采访我的记者问我为什么自愿下乡而且工作那么卖劲时，我都是简单的回答："我是农民的儿子，回归农村，回报养育我的人民是顺理成章、理所当然的事，没有什么可值得赞誉的。"2003年3月，人民日报、新华社、中央广播电视台、健康报等的8位新闻记者一起联合在龙口采访了我，他们报道的一个基本语调都是"教授错位下沉"，而我却感到我就是个从乡镇医院上来的医生，没有"错位"，更没有"下沉"感觉，至今我的回答仍然是这样。

至今我家会客厅墙上挂着原卫生部副部长兼国家中医药管理局局长胡熙明给我的题词："学融古今，开拓创新"及烟台市书法家协会主席柳志光的题词："融中西之精华，救黎民于火热"，以此告诫自己，要把毕生精力投入到中西医结合事业中去。

五、学术见解

笔者40多年来从事中西医结合临床、教学、科研工作，工作勤恳踏实，科学态度端正，通晓中医理论及辨证施治，对中医古书做到精研、细读，虚心拜老中医为师，在国家级、省级杂志发表了几篇有创新的文章，多次受到国内外传统医学大会的交流邀请及同道的赞誉。

（一）探讨叶天士胃阴学说

1982年对清代著名医学家叶天士（叶桂）的临证医案做了认真学习后，在《山东中医杂志》1982年第1期发表了对叶氏学术思想探讨的论文《叶桂"养胃阴"浅议》，该文从三个方面阐述了叶桂医家的学术思想。①深悉"脾胃分治"说；②温热病中的"养胃阴"；③内伤杂病中的"养胃阴"。其学术思想是把"内伤脾胃，百病由生""土为万物之母"作为施治内伤杂病的理论核心，既推崇李东垣"温燥升清"以治脾的论点，又强调滋阴养液以治胃的重要。把他的"太阴湿土，得阳始运，阳明燥土，得阴自安"的至理名言贯穿在整个学术思想及实践中。因此，它弥补了李东垣治脾胃笼统合一，甚至重脾轻胃的不足，是对《脾胃论》的补充与发挥，而且有效地指导了后世医家恢复脾胃升降常度、补偏救弊的临床实践。该文章的观点受到许多省内医家的肯定。

（二）研制消化道溃疡特效方剂

按照张仲景"勤求古训，博采众方"的教诲，不断积累临床经验，在治疗消化道溃疡及胃炎方面受到广大患者的欢迎，上门求治的患者甚多。近30余年来用中医中药治疗数万余名消化道疾病患者，有效率及治愈率达到95%以上，形成了自己的独特风格。在科研方面，用多年积累起的自拟经验方（黄芪、白术、白芷、白芍加海螵蛸、蒲公英、炮姜、甘草八味药为基本方）加减辨证施治，并与对照组西药西咪替丁做对照观察，以胃镜检查结果为标准，结果发现其疗效及预防复发率均较西药组高,并在《山东中医杂志》1991年第4期发表了题为"黄芪三白汤治疗消化道溃疡106例"的论文,为此,先后被国内及德国、韩国、泰国3个国际学术会议邀请参加大会交流。该论文亦被《中医文摘》载入。其后本人陆续收到省内外5位医生的来信,反映"黄芪三白汤"临床运用效果好。1997年12月,该学术论文获评"中国中医药优秀学术成果优秀论文"。该论文的学术思想主要是在健脾养胃辨证施治的基础上,既要重视"阴阳相合,升降相因,燥湿相济"的脾胃论的基本观点,又要注重控制胃酸及杀灭幽门螺杆菌的西医论点,中西医有机结合,常可达到事半功倍之效。

(三)王清任《医林改错》研究

1986年,对清代大医家王清任学术思想及其代表作《医林改错》做了全面的分析及评价,肯定其贡献是主流,错误是支流,发表在《山东中医杂志》1986年第2期的论文《王清任重视内景说的历史贡献》获得第一届齐鲁杯优秀论文二等奖,亦被中国中医文献研究室王清任学术文库收藏。该论文的基本观点受到省内许多老中医及教授的认可及肯定。

在清代医家王清任对人体疾病尤其是心脑血管疾病强调活血化瘀治疗大法及"补气活血、逐瘀活血"两个重要治则的启迪下,在学习"补阳还五汤""血府逐瘀汤"等名方的组方思想的基础上,笔者对冠心病、脑血栓等常见病的治疗做了深入研究,其中补阳还五汤的黄芪最大用量达每剂90g,使许多脑卒中偏瘫病人转危为安,重新站立起来;在西医药难以解决的冠心病、心绞痛、心律失常等疾病方面也取得了明显的疗效。我在1994年《中国康复医学杂志》发表了题为"116例脑卒中偏瘫的康复治疗"的论文,主要论述在急性期西药治疗的同时,加用"补阳还五汤"辨证施治及针灸、功能锻炼,疗效相当满意。1994年我携该论文在全国第三届老年保健医学大会上做了交流发言。

（四）中医系统论研究

1995年，我从哲学的、系统论的高度对中医学这个世界东方明珠、耀眼的医学骄子作了较深刻的概括与分析，发表在《医学理论与实践》杂志1995年第11期新探索栏目的论文《发掘与发展中医系统论之浅见》中明确指出："中医侧重于研究自然、社会与身心一体化的人，注重于生命活动的整体现象及其与自然的整体性联系，其思想突出表现在以唯物主义的气一元论为基础所建立的形与神、人与环境相统一的观念。它的形神统一观，理法方药一线贯穿的整体性、综合性、宏观性的理论及关于考察和调控疾病的基本法则和工艺手段处处体现了现代系统论思想的光辉。中医学中的阴阳二气的对立互根，正邪矛盾的分争之论，五类形质元素及其相应状态的生克制化，三阴三阳的离合运动及她那闪烁着智慧与真理之光的脏象学说、经络学说、八纲辨证、伤寒六经辨证及温病中的卫气营血传变学说等，都处处体现了系统论观念中的整体性、联系性、有序性及动态性的特点。"从而提出了发掘与发展中医系统论的几点想法与建议。该论文得到了同道在观念上的赞扬及赞同。

（五）心肌梗死临床与试验研究

临床疗效是检验一个医生水平的试金石，患者的反响是评价一个医生整体水平的重要参考。在50年的行医生涯中，最大的快慰是治疗了几十例疑难及被大医院误治的患者，包括严重的溃疡性结肠炎、胃溃疡、肠结核合并肠梗阻、强直性脊柱炎、干燥综合征、重症胃炎、坏死性淋巴结炎、心功能不全及肾功能不全等。我用中西医结合的方法，尤其加用中药抗心梗Ⅰ号及Ⅱ号煎剂（煎剂名称及应用方法见《山东中医药大学学报》1998年第2期），亲自抢救了80余例急性心肌梗死患者，成功率达到95%以上，达到全国先进水平。

六、临床经验

笔者用中医药看病，涉及内科八大系统及妇产科、皮肤科、肿瘤科等疾病，除少数病重的患者介绍到相应专科会诊及住院外，其他治疗效果都很好。

（一）治疗消化系统疾病经验

笔者善用中医中药辨证治疗消化系统疾病，如慢性胃炎、溃疡病、结肠炎及各种肝病等。主要按照"内伤脾胃，百病由生""土为万物之母""太阴湿土，得阳始运，阳明燥土，得阴自安"的中医理论及"阴阳相合，升降相因，燥湿相济"的脾胃论的基本观点，立足于目前当代人生活水平较高，社会压力较大，发生肝郁气滞多，脾虚湿盛多，虚实夹杂证多的特点，敢于打破常规，调整综合，总结了以下十条治则及用药：

（1）疏肝理气：常用柴胡、香附、郁金、沉香、枳实、枳壳、厚朴、青皮、陈皮、木香、佛手等。最大用量可用20g，最小用量3g（如沉香）。

（2）燥湿化湿：常用苍术、藿香、佩兰、砂仁、吴茱萸、茯苓、草豆蔻、海螵蛸、瓦楞子等。最大用量可用30g，最小用量3g。

（3）补气健脾：常用黄芪、党参、红参、紫参、太子参、白术、山药、莲子肉等。最大用量可用45g，最小用量5g。

（4）清胃通便：常用黄连、石膏、蒲公英、败酱草、川大黄、当归、芒硝、火麻仁、黑芝麻、红藤、穿心莲、白头翁、马齿苋、槐角（花）、丹皮等。最大用量可用30g，最小用量3g。

（5）柔肝止痛活血：常用延胡索、沉香、檀香、三棱、莪术、白芍（炒白芍）、炒蒲黄、丹参、水蛭等。最大用量可用45g，最小用量2g（如沉香、水蛭）。

（6）滋阴和胃：常用沙参、麦冬、生地、石斛、龟板、鳖甲、赤芍、知母等。最大用量可用30g，最小用量5g。

（7）补脾温肾：常用附子、炮姜、肉桂、桂枝、淫羊藿、干姜、细辛、金樱子、韭菜子、白芷、肉苁蓉等。最大用量可用 30g（如肉苁蓉），最小用量 3g（如细辛）。

（8）消食化滞：常用茵陈、山楂、鸡内金、炒麦芽、谷芽、神曲、槟榔片、佩兰等。最大用量可用 30g，最小用量 5g。

（9）收敛止血：常用白及、地榆、砂仁、肉豆蔻、五味子、吴茱萸、补骨脂、五倍子、仙鹤草等。最大用量可用 30g，最小用量 3g。

（10）消恶止呕：常用郁金、茵陈、炮姜、干姜、竹茹、姜半夏、白芍、甘草、藿香、佩兰、鸡内金、枳壳、陈皮、炒麦芽、谷芽、草豆蔻等。最大用量可用 30g，最小用量 5g。

以上药物根据药性用法不同，有重叠之处。

以上用法是本人积累的消化疾病十大治则及用药经验，根据脏腑辨证、八纲辨证等理论指导，十大范围内药物合理搭配，常起到药到病除的效果。

（二）治疗心脑血管疾病经验

笔者善于用中医中药治疗心脑血管疾病，如常见的冠心病、心脏瓣膜病变、脑血栓、脑供血不足、高血压等，主要辨证分为四大类：气虚血瘀、气滞郁结、阳虚痰湿、瘀血阻络，分别采用补气活血、疏肝解郁、温阳化湿、逐瘀通络的治疗原则。

常用的补气药：黄芪、党参、红参、玄参、太子参等。

活血化瘀药：当归、川芎、赤芍、丹参、桃仁、红花、蒲黄、五灵脂、乳香、没药、三棱、莪术等。

疏肝解郁化滞药：柴胡、枳壳、枳实、厚朴、陈皮、青皮、木香、佛手、香附、降香、沉香、檀香、郁金、川楝子、瓜蒌等。

温阳化湿药：附子、肉桂、桂枝、淫羊藿、仙茅、金樱子、菟丝子、韭菜子、锁阳、巴戟天、苍术、白术、茯苓、猪苓、砂仁、泽泻、葶苈子等。

根据中医的气血理论,辨证施治心脑血管疾病,效果颇佳。

笔者在气血理论方面提出三个新的观点:①气虚血瘀,初瘀必热。应在补气活血的同时加少量清热或凉血的药物,如黄芩、金银花、连翘、蒲公英、黄连、丹皮、赤芍等。②气虚血瘀,久瘀必寒。应在补气活血的同时加温补的药物,如附子、肉桂、桂枝、干姜、淫羊藿等。③久寒必瘀。应在温阳散寒的基础上加上活血化瘀的药物,如丹参、川芎、赤芍、三棱、莪术、水蛭等。

(三)疑难杂病临床治疗的基本指导思想

笔者有幸先后在不同级别的医院——乡镇医院、县级医院、市级医院、省立医院及国家级医院(北京阜外医院心内科)进修及工作过,经验与教训都较多,最深刻的体会是中西医结合尤其是中医辨证是攻克疑难杂病的最重要的措施。坚持中西医结合,辨病与辨证结合,先西医辨病,后中医辨证,然后结合,形成核心思维——即中医原创思维与西医的逻辑推理思维、抽象思维相结合的综合性思维,最终形成疗效可靠的"核心处方",成为攻坚克难的有力武器。

在中医临床辨证中,有两点是必须强调不可忘却的中医观念:

第一,肾为先天之本,脾胃为后天之本。

第二,任何疾病的诊治都以阴阳学说为总纲,强调阴阳统领脏腑、经络、气血等理论,"阳化气,阴成形"的核心理念在各种常见疾病,尤其疑难疾病中要作为一条红线始终贯穿于理、法、方、药中,逐渐形成对某种疑难疾病的"核心思维"。"阳化气,阴成形"是阴阳互根互化的基本形式,也是气化运动在生命本质现象和基本规律的生动体现,是物质与功能的对立统一。二者作为生命物质的相反相成的运动形式而最终成为相辅相成的机体物质与能量的阴阳转化的内生规律,无不深刻体现中医系统论的整体观念,功能联系性原理及气化、运化、疏泄三大生理功能特点。每个疑难疾病都应西医辨病,中医辨证,最终主要靠中医药解决。

笔者在临床上很少见到纯阴或纯阳性质的疾病，正邪并存、阴阳交合、寒热并有、虚实夹杂、表里共存的疾病为常见，只不过是表现的侧重面不一而已。哪怕以上两个方面是九比一的关系，也应该按照明代大医家张景岳所说的"善补阳者，必于阴中求阳，则阳得阴助而生化无穷；善补阴者，必于阳中求阴，则阴得阳升而泉源不竭"进行处理，这也是我们后世需要深刻理解，精心运用，以达到知行合一的座右铭。

七、我喜欢别人称我"老中医"

我应《烟台晚报》的邀请，两次发表文章，提出作为医生的格言就是："良心、责任、医术是医生必须具有的三大基本素质，只要具备这三大素质，就无愧于这人类高尚的职业而终生无憾。"

我身兼西医、中西医、中医三种身份，随着岁月流逝，我的三种身份变成了一种身份，就是老中医这个身份。我喜欢别人称我"老中医"，这是个多么光荣而高尚的称呼！要成为广大患者尊重的老中医，必须在临床中以中医中药为主，不断总结临床实践中的经验与教训，更要不断深入学习与研究中医各学术流派的思想及宝贵的临床经验，用到老，学到老，与广大中医及中西医结合工作者一道，把博大精深的中医继承发展下去，让中医药世世代代永放灿烂的光辉！

第五章
常见疾病的中医治疗经验

本人在临床实践中，坚持西医辨病与中医辨证的结合，辨病要确定西医的病名，辨证按中医的理论辨证施治，从数百上千的"碎片化"思维中逐渐形成核心思维——核心病机、核心处方，这是一个失败—成功—再失败—再成功的过程，不可能在一朝一日短时间内形成。而在多年的临床实践中，作为一个全科医生，不敢讲对大多数常见病都能认识到其核心病机、核心处方，许多病证也许离核心病机、核心处方还有一定距离，现不揣浅薄，把平生中西医结合治疗常见病的心得报告如下。

一、感冒（上呼吸道感染）

（一）风寒表证

主证： 流涕，打喷嚏，咽部不适，恶寒发热，头痛身痛。

病因病机： 风寒外袭，肺气失宣。

中心处方： 麻黄 6~10g，桂枝 10~15g，防风 10~15g，苏叶 8~15g，辛夷 10~20g，白芷 10~20g，苍耳子 10~15g，甘草 10g。

5日为1疗程，每日1剂，分2次服。

若夹湿，加半夏、苍术、陈皮、羌活等。若咽痛，体温升高，可酌加柴胡、金银花、连翘、射干等。

（二）风热表证

主证： 发热，微恶风寒，头痛流涕，口干渴，咽痛，咳嗽，痰黄。

病因病机： 风热犯肺，卫气失宣。

中心处方： 柴胡10~20g，黄芩10~15g，金银花15~30g，连翘15~30g，桑叶10~15g，菊花10~15g，牛蒡子10~15g，桔梗10~15g，沙参15~20g，胖大海10~15g，甘草10g。

5日为1疗程，每日1剂，分2次服。

若夹湿热，常伴有汗而热不解，头重体倦，泛恶，尿黄，舌苔黄腻，可加藿香、佩兰，夏季可加香薷。

若有表寒里热、发热恶寒，无汗，肢节烦疼，鼻塞声重，口渴咽痛，咳嗽气急，痰黄黏稠，溲赤便秘，可用麻黄6~15g，杏仁10~15g，石膏20~30g，知母10~15g，紫菀15g，黄芩10~15g，防风10~15g，鱼腥草15~30g，甚者加枇杷叶15g，桑白皮15g。

5日为1疗程，每日1剂，分2次服。

感冒症状较多，若夹气虚，可加黄芪、党参、白术。若夹阳虚，可加桂枝、肉桂、炮附子、淫羊藿、金樱子等。若夹阴虚，可加沙参、麦冬、生地黄、旱莲草等。

总之，感冒的辨证，主要区分风热、风寒，若有发热恶寒不退，口渴不欲食、恶心、怠懒，要加治疗少阳证的药物——柴胡、黄芩、半夏、干姜、大黄之类。治疗感冒尤其是流行性感冒，多以病毒从上呼吸道引起，要以驱除外邪为主，流感情况要多加抗病毒的药物，如大青叶、板蓝根、贯众、金银花、连翘之类，又应查其阴阳、气血及虚实、表里情况，分别予以相应治疗，才能达到药到病除、尽快康复的目的。

二、咽喉炎

咽喉炎是人体常见的病证，多与经常感冒，外邪侵犯卫营，内伤七情，环境污染，工作紧张，压力过大，讲话过多等诸多因素有关，临床表现为经常咽部疼痛，咽痒咳嗽，咽部阻塞感或有异物感，甚至语言嘶哑，咽干烦躁，也常由胃炎尤其合并胆汁反流性食管炎引起。诊断容易，治疗需要一定时间。

病因病机： 外邪侵入咽喉，内伤七情，气滞血瘀，上焦经络不通，多合并肝郁气滞。

中心处方： 柴胡10~15g，郁金10~15g，胖大海10~15g，西青果10~15g，金银花15~30g，连翘15~30g，麦冬10~20g，荔枝核15~30g，桔梗10~15g，牛蒡子10~15g，丹参10~20g，枇杷叶10~15g，僵蚕10~15g，蝉蜕6~15g。

10日为1疗程，每日1剂，分2次服。

若有胆汁反流，则应加枳壳、木香、陈皮、白芍、甘草等，若同时合并胃炎，应加苍术、蒲公英、瓦楞子、郁金等。

三、支气管炎

多以慢性为多，临床症状主要是咳、喘、痰、憋，活动加重，天冷加重，重者可合并支气管扩张，有的多次少量咯血，甚至有肺气肿、肺大疱的并发症。

病因病机： 外邪入侵，内伤七情，气道痰湿壅积，痰、瘀、毒聚结为患，使肺气宣发不利，气机阻塞不通。

中心处方： 鱼腥草15~30g，黄芩10~15g，金银花15~30g，连翘15~30g，枇杷叶10~20g，沙参15~30g，橘红15g，前胡15g，苏子10~15g，莱菔子10~15g，白芥子6~12g，杏仁8~15g，紫菀10~15g，白果10~15g。重者加地龙6~15g，蝉蜕6~12g，僵蚕8~15g，蜈蚣

1~2条，全蝎5~10g。

10日为1疗程，每日1剂，分2次服。

使用动物中药，对动物药应选用1~3种，量要偏少，不可过量用之。

若气虚加黄芪、党参、白术等；若阳虚加桂枝、淫羊藿、炮附子、补骨脂、金樱子等；若阴虚可加生地黄、麦冬、旱莲草、女贞子等；若血虚应加当归、巴戟天、枸杞等；若痰多咳不出可加款冬花、天竺黄、瓜蒌、薤白等；若食欲差可加太子参、鸡内金、神曲、炒麦芽等。若合肺源性心脏病则加用葶苈大枣泻肺汤及生脉散方。

四、支气管哮喘

哮喘分为支气管哮喘与心源性哮喘，这里主要论及支气管哮喘。它是由各种外因、内因引起的以支气管黏膜水肿、变态反应致气道痉挛为主的临床过敏性疾病。抗菌、消炎、止咳、解痉、平喘是西医的常规治法，多合并激素治疗。本人经过实践认为，中医治疗该病的优势及疗效是明显高于西医的。

病因病机： 外源（外邪侵袭）或内源（内伤饮食、情志不畅）致气管痉挛，邪气壅肺，肺难宣发，肾难纳气，痰气相击则为哮，气道狭窄，呼气困难则为喘。

中心处方： 尽管中医有热喘、冷喘，急喘、慢喘之分，但以下中心处方的几味药是必须用到的。

麻黄6~15g，桂枝10~20g，杏仁10g，甘草10g，地龙6~20g，白果10~15g，蝉蜕6~15g，僵蚕6~15g，苏子10~15g，莱菔子10~15g，麦冬10~20g，紫菀10~20g，鱼腥草20~30g，金银花20~30g，连翘20~30g，丹皮10~15g，浙贝母10~20g，枇杷叶10~15g。

10日为1疗程，每日1剂，分2次服。

若为热喘，则加黄芩、石膏、知母。若为虚喘，可加黄芪、太子参、川贝母、白芥子、淫羊藿、金樱子，甚者加金匮肾气丸、参蚧散等。若合并重度肺气肿及心功能不全，当以葶苈大枣泻肺汤、生脉散加之。

五、过敏性鼻炎

过敏性鼻炎又称变应性鼻炎，临床典型症状表现为鼻塞、流清涕、鼻痒，发作性喷嚏，遇冷或闷热天气，症状加重。一日之中晨起或夜晚症状加重，四季之中秋冬症状显著，夏季症状缓解。有些病者常同时患有支气管哮喘。现代医学认为是鼻黏膜的变态反应疾病，内因与外因（包括冷空气）为诱因致鼻腔主要是鼻黏膜的细胞免疫反应，即体液免疫增强，细胞免疫减退，致鼻黏膜肿胀，分泌物增多，引起上述一系列症状。

病因病机： 中医把该病归为"鼻鼽"或"鼽嚏"，病因病机是先天肾气与肺气不足，主要是肾阳亏虚，肺气虚寒则卫外不固，遇冷遇寒则肺失宣降。外邪入侵，正气亏虚，肺宣发失司则肺窍闭，鼻窍不通，寒性凝滞则津液布散失常而流涕不止。肾阳不足、肺气失宣是导致该病虚寒证型反复发作，迁延不愈的病因病机所在。

中心处方： 黄芪15~30g，防风10~15g，白术15~20g，白芷15~30g，辛夷15~30g，菊花10~15g，苍耳子10~15g，炙麻黄10~15g，细辛3g，枇杷叶10~15g，蝉蜕8~12g，僵蚕8~12g，乌梢蛇10~15g，桂枝10~20g，干姜15~30g，甘草10g。

10日为1疗程，每日1剂，分2次服。

若仍流涕打喷嚏不止，可加砂仁15~20g，白蒺藜10~20g，藿香10~20g，地榆炭15~20g。

若鼻腔红肿，清涕变浊，可加鱼腥草15~30g，黄芩10~15g，金银花15~30g，丹皮10~15g。

若鼻甲肥大，鼻黏膜萎缩色暗者，可加三棱15~20g，莪术15~20g，丹参15~20g。

若病情迁延不愈，反复发作，可加党参 15~30g，淫羊藿 15~30g，金樱子 15~20g，徐长卿 10~20g，全蝎 10~15g，炮附子 10~15g。

总之，本病的治疗除中药的辨证施治外，还要强调微观辨证，兼顾五脏六腑及阴阳的整体状况。

六、肺纤维化

肺纤维化是一种发病隐匿，进行性且不易逆转的肺部纤维组织增生性疾病，初期以肺泡炎为主，随着病情发展，炎症细胞浸润，胶原纤维增生，基质沉积，肺泡壁、肺血管及气道最终发生不可逆的瘢痕性纤维化。本病以咳嗽、咳痰、呼吸急促为主要临床表现，按病因可分为特发性和继发性两类。本病西医缺少有效的治疗手段，目前西医治疗肺纤维化的主要药物包括免疫抑制剂、糖皮质激素、抗凝药物、抗氧化剂、抗纤维化药物等。中药治疗有较好的优势，多采用益气养阴、活血化瘀、祛痰解毒等法。

病因病机：肺纤维化急性期以邪实为主，属"肺痹"，缓解期以虚为主，属"肺痿"。其病症描述可见于"咳嗽""喘证""肺胀"等，病位定于肺、肾。病因可分为外感和内伤两类，属虚实夹杂。早期以风寒犯肺和风热犯肺为诱因，表现为痰热郁肺，痰瘀阻络；中晚期本虚标实，虚实夹杂，肺痹与肺痿并存，气虚、血瘀、痰塞并见，肺病累及心肾，以肺肾两虚，痰瘀阻络，气血不充，络虚不荣为病机。

中心处方：人参 10~15g，黄芪 15~45g，当归 15~20g，鱼腥草 15~30g，金银花 15~30g，浙贝母 10~15g，苦杏仁 8~12g，紫菀 10~15g，麦冬 10~20g，橘红 10~20g，苏子 10~15g，莱菔子 10~15g，丹参 15~30g，赤芍 15~30g，甘草 10~20g，白果 10~15g。

10 日为 1 疗程，每日 1 剂，分 2 次服。

若咽痒、干咳或伴有鼻塞、头痛、微寒、身热、舌红，苔薄少津，脉浮数，可加蝉蜕 6~10g，防风 10~15g，枇杷叶 10~15g，百合

15~20g，桑叶6~10g。

若痰多黄稠，咯吐不爽，胸胁胀满，或咯血痰，舌苔黄腻，脉滑数，可加芦根15~30g，桑白皮10~15g，知母10~15g，石膏15~30g，仙鹤草20~30g，地榆炭10~20g。

若咳嗽无力，气虚懒言，胸闷少气，疲乏无力，畏寒肢冷，苔淡白，舌胖，脉沉细的肺肾阳气虚衰之象，可加党参15~30g，白术15~30g，五味子10~15g，桂枝10~15g，淫羊藿10~20g。

若口干难咳，五心烦热，舌红少津，可加沙参15~30g，生地黄15~30g，旱莲草15~20g，鳖甲10~20g，地骨皮10~20g。

总之，肺纤维化用中医中药辨证施治，疗效可靠，能阻止及改善肺纤维化的进展程度。

七、慢性胃炎

慢性胃炎发病率极高，病因多与饮食不节、情志所伤、劳累过度、失眠思虑等多种因素有关。临床常合并胃黏膜局部糜烂，甚至胆汁反流性食管炎。

病因病机：脾胃虚寒或肝胃郁热或寒邪、冷食伤胃致胃肠黏膜受损，使脾胃燥湿、升降等运化功能失调，或脾气不升，或胃气不降，中焦气机壅塞，致上腹胀痛，嗳气，反酸，畏冷食，大便不畅等症。

中心处方：党参15~30g，白术15~30g，茯苓15~30g，郁金10~15g，枳壳10~20g，陈皮10~20g，蒲公英10~30g，炮附子5~10g，太子参10~20g，瓦楞子20~30g，炒白芍15~30g，甘草10g，延胡索10~15g，沙参15~30g，苍术10~30g，砂仁10~20g。

10日为1疗程，每日1剂，分2次服。

若脾胃虚寒重者可将炮附子量最多增至15g，无腹胀嗳气可去枳壳、陈皮，无嗳气、腹痛可去炒白芍、延胡索，纳差重者可加炒鸡内金、神曲，大便不通者可加火麻仁、川大黄。合并结肠炎者可加败酱草、马齿苋，胃黏膜糜烂者可加白及或地榆炭；若胀气太重，可加木香。辨证不属于虚寒者，可不加炮附子。

胃溃疡及十二指肠溃疡疾病可参考胃炎处方，但加用西药胃质子泵抑制剂，疗效更好。

八、溃疡性结肠炎

溃疡性结肠炎是结肠发炎、糜烂、溃疡或合并脓血便的肠免疫功能失调的疾病，常有腹痛、黏液便，重者脓血便，伴失眠烦躁，进食加重疼痛。中医治疗该病有明显的优势。

病因病机： 先天胃肠免疫功能缺陷致结肠功能紊乱，后天因素与情志不畅、饮食不节、生活不规律有关，导致脾虚生湿，肝失疏泄，致气机升降失调，结肠黏膜受损破溃，表现寒热、虚实、阴阳的失调。

中心处方： 本病对较重者必须用煎剂中药灌肠（每日2次），轻者可口服中药治疗。

黄芪15～30g，党参15～30g，白术15～30g，茯苓15～30g，丹参10～20g，败酱草15～30g，白头翁15～30g，马齿苋15～30g，陈皮10～15g，青黛6～12g，白英15～20g，地榆炭15～30g，乌药10～20g，炒白芍15～30g，甘草10g，海螵蛸20～30g。

10日为1疗程，每日1剂，分2次服（或灌肠）。

若大便次数多，可加补骨脂15～20g，炮姜15～30g；若大便干燥可酌加火麻仁及少许川大黄；若出血较多可加仙鹤草20～30g，血余炭10～20g。

九、肝炎与肝硬化

肝炎与肝硬化病因病机虽然有不同之处，但各类肝炎的进展趋势应是肝硬化或者是肝癌。尤其是乙肝及乙肝后肝硬化、肝癌是临床常见的危及人类生命的常见疾病。应中西医结合治疗，尤其出现乙肝病毒复制明显的状况，必须加用抑制乙肝病毒的西药，如恩替卡韦等，中西医结合效果较单纯中药更有优势。

中心处方（肝炎、肝硬化均可用之）：

炙黄芪 30g，党参（或人参）20g，太子参 20g，白术 20g，茯苓 20g，当归 20g，郁金 15g，鳖甲 20g，石见穿 30g，茵陈 15g，蒲公英 20g，板蓝根 20g，丹参 20g，五味子 20g，鸡内金 15g，海螵蛸 20g。

10 日为 1 疗程，每日 1 剂，分 2 次服。

若黄疸明显，属阳黄，要加大茵陈剂量，外加鸡骨草、白茅根等；阴黄则慎用茵陈及鸡骨草等，着重补益药及助消化药的应用。若合并腹水，要加用大腹皮、茯苓皮、泽泻等利尿消肿药物；若合并消化道出血，仙鹤草、地榆炭不可缺。

十、胆石症、胆囊炎

胆石症与胆囊炎是临床常见的疾病，常合并存在甚至常引发胰腺炎。

中心处方：郁金 10~20g，金钱草 30~50g，虎杖 20~40g，茵陈 15~30g，蒲公英 20~30g，陈皮 12~20g，鸡内金 15~30g，生白芍 20~45g，甘草 10g，龙胆草 6~15g。

10 日为 1 疗程，每日 1 剂，分 2 次服。

若大便干燥，可加川大黄 5~15g；若身有寒热，可加柴胡 15~20g，黄芩 15~20g；若平时胃肠虚寒，畏冷食，可加炮附子 10~15g 或肉桂 10~15g；若合并胰腺炎，可加金银花 20g，连翘 20g，茯苓 30g，泽泻 20g，丹参 20g。

十一、慢性功能性便秘

慢性功能性便秘是指大便秘结不通，排便间隔时间延长，或虽有便意，但排便困难或有排不尽感，粪便在肠内停留时间过久，粪便干结坚硬，且无明显器质性病变而以功能性改变为特征的排便。因各种器质性病变引起便秘者，可参照酌情应用。功能性便秘是临床常见病、多发病。该病病因复杂，治疗方法尽管多样，但疗效都不十分令人满意。

病因病机： 中医认为便秘病位在大肠，与脾、胃、肝、肾等多个脏腑关系密切，其病因多为饮食失节、情志失调、阴阳失调、脏腑不和。其病机多为脾胃运化失常，肝郁气滞，气滞血瘀，致大肠传导大便功能失常，腑气不通引起大便排出困难或排出不畅，其关键病机在于脾虚而致胃肠气机升降失常，致"清阳不升，浊阴不降"。主要病机是热结、气滞、寒凝，气血阴阳失常引起的肠道传导失司。分虚实两类，实者包括热秘、气秘和冷秘，虚者当辨阴阳、气血之虚。

中心处方： 黄芪 20~45g，当归 15~30g，赤芍 15~20g，丹皮 10~20g，白术 15~30g，桃仁 10~15g，郁李仁 10~15g，火麻仁 20~30g，枳壳 15~25g，陈皮 10~20g，沙参 15~30g，肉苁蓉 15~30g。

7日为1疗程，每日1剂，分2次服。

若合并口干口苦，喜冷食，舌红苔黄，脉弦紧，属于热结，可加黄连 5~10g，败酱草 15~30g，白头翁 15~30g，茵陈 10~20g，郁金 10~20g。

若乏力懒言，排便无力，畏冷食，舌淡苔白腻，脉沉细，属冷秘，可加党参 15~30g，太子参 15~20g，炮附子 10~15g，肉桂 10~15g。

若腹胀明显，口干津少，烦躁失眠，可加厚朴 10~20g，木香 10~15g，柏子仁 15~30g，石斛 15~30g，麦冬 10~20g。

总之，便秘的辨证施治总体上要以补气，健脾，理气，活血化瘀，润肠排便为主要治疗法则。

十二、高血压病

高血压病是一种临床常见的以体循环动脉血压升高为主的综合

征。国际卫生组织的诊断标准一般定为收缩压≥140mmHg，舒张压≥90mmHg，既往有高血压史。高血压一般分为原发性高血压与继发性高血压（常见于肾性高血压、妊娠中毒症等）。本文主要论及原发性高血压，中老年人多见，不及时治疗危害性极大。常可引起心、脑、肾等器官病变。

中医对高血压病的病因病机没有专项学说，分论在"头痛""眩晕"等病范畴，分型可分为肝阳上亢、痰湿中阻、肾精不足、气血亏虚、瘀血阻窍等，最常见的证型就是肝阳上亢；其病机在于七情过极，肝气郁结，肝郁化火伤阴，致肝阴亏虚难以潜阳而致肝阳上亢所发。临床治疗当以平肝潜阳，柔肝通络。

中心处方： 天麻10~20g，钩藤15~20g，女贞子15~20g，熟地黄15~20g，旱莲草15~20g，地骨皮10~20g，夏枯草10~15g，地龙5~15g，川芎10~20g，天冬10~20g，丹参15~30g，珍珠母20~30g。

水煎服，每日1剂，分2次服，10日为1疗程。

若阴虚火旺过重，大便干结，可酌加鳖甲15~20g，川大黄3~10g，桃仁10g。

若合并气虚血瘀，当加以黄芪30~75g，当归10~20g，赤芍10~20g，红花10~20g，鸡血藤15~30g，伸筋草15g。

若失眠多梦，应加炒枣仁30~60g，柏子仁15~20g。

若烦躁易怒，应加栀子10~15g，淡竹叶10~15g。

总之，高血压的中医治疗应在医生指导下灵活应用。该病的个体化因素较多，不可贸然用此方给自己或他人治疗。

中西医结合治疗高血压临床效果最好。西药有利尿剂、β受体阻滞剂、钙通道阻滞剂、血管紧张素转化酶抑制剂（ACEI）、血管紧张素Ⅱ受体阻滞剂、血管扩张剂等六大类。临床可根据病情轻重选择降压药联合应用。

十三、冠心病（心绞痛）

由于心脏本身的动脉血管在心脏的分布形式像一顶帽子，所以医学常把供应心脏血液的动脉血管称为冠状动脉，因动脉粥样硬化或痉挛等因素引起动脉血管狭窄或相对狭窄，进而引起心肌缺血、缺氧而致心绞痛、心律失常甚至顿然堵塞大血管，引发心肌梗死或急性冠脉综合征、心功能不全是冠心病的几种常见类型，以心肌梗死为最严重的状况，当及早送医院抢救治疗。早期及慢性冠状动脉供血不足症状不一定全是心绞痛，更常见的是胸闷憋气，心悸，活动后及情绪激动后诱发或加重，有时早期只表现在全身疲乏无力的症状。

病因病机： 冠心病（心绞痛）属中医"胸痹""心痛"范畴，病因多为寒邪内侵、饮食不当、情志失调、年老体虚等，病位在心，病机为虚实两方面，实为寒凝、气滞、痰浊、血瘀等阻塞心之血脉；虚为心、肺、肝、脾、肾等脏腑亏虚，心脉失养。冠心病多为虚实夹杂，表现为本虚标实之证。临床证型可分为气虚血瘀、胸阳不振、瘀血阻络、气郁血亏、痰湿瘀结等。治疗分别当以补气活血、温阳宽胸、祛瘀通络、理气补血、逐瘀化痰等法。

中心处方： 冠心Ⅱ号方及瓜蒌薤白半夏汤加减。

丹参 20~30g，川芎 10~30g，赤芍 15~30g，红花 10~30g，降香 10~20g，瓜蒌 15~30g，薤白 15~30g，姜半夏 6~15g，柏子仁 15~20g，麦冬 10~20g。

水煎服，每日 1 剂，分 2 次服，10 日为 1 疗程。

若气虚较明显，可酌加黄芪 15~30g，党参 10~20g，白术 10~20g，茯苓 10~20g。

若血瘀明显，可加制乳香 10g，制没药 10g，三七粉 3~10g（冲服）。

若胸阳不振、畏寒冷，可酌加桂枝 10~15g，淫羊藿 10~20g，干姜 15~30g。

若湿热明显，舌苔黄腻，可酌加黄连 3~6g，苍术 10~20g，佩兰

10~20g，薏苡仁 20~30g。

若合并心律失常，尤其是室性期前收缩，可酌加苦参 10~20g，甘松 10~20g，炒枣仁 15~30g。

对于冠心病的治疗当以中西医结合最好，合并高血压、高脂血症、糖尿病、心律失常应加用西药，效果较好。

十四、慢性心力衰竭

慢性心力衰竭也称充血性心力衰竭。心功能分为Ⅰ级、Ⅱ级、Ⅲ级、Ⅳ级，通常把Ⅱ级、Ⅲ级、Ⅳ级称为心功能不全，也称心力衰竭。它是各种心脏病原因导致的以排血功能障碍引起的全身各器官缺血缺氧的综合症候群，左心室功能障碍，左心室射血分数下降常是左室重构的病理改变，也是心衰进程中的主要病理机制。心力衰竭病因病机复杂多变，以高发病率及高死亡率成为国内外医学难题，治疗时既要判断心肌的收缩能力，又要评估心肌的舒张功能，及心脏的前后负荷状况，还要评估其他脏腑与心脏的相互影响及功能状态。

病因病机： 病位在心，还与肺、肝、肾密切相关，是以虚为主的虚实夹杂之证，是以阳虚为主的阴阳失调之证。心气虚、心肾阳虚致气血运行无力，气不行血，气不布津，造成气滞血瘀、水停，进而心失濡养，心阳先衰，累及肾阳，最终阴阳互损，气郁血瘀。累及五脏六腑，致心气不能运血，肺失宣发，脾失运化，肝失疏泄，肾失开阖，水湿内停，引起临床的心悸、憋气、胸闷、气短、下肢水肿，活动后加剧等症状。

中心处方： 炮附子 10~15g，党参 15~30g，麦冬 10~20g，五味子 10~20g，丹参 20~30g，赤芍 15~30g，红花 10~20g，茯苓 15~30g，葶苈子 10~20g，大枣 8 枚，黄芪 15~30g，三七粉 3~5g（冲服）。

水煎服，每日 1 剂，分 2 次服，10 日为 1 疗程。

若阳虚肢冷，可加桂枝 15g，淫羊藿 15~20g。

若阴虚火旺、心烦失眠，可加生地黄 15~20g，旱莲草 15~20g，丹皮 15g，栀子 10g，柏子仁 15~20g。

若心慌胸闷明显，伴下肢水肿，可加泽泻 20~30g，瓜蒌 15~30g，薤白 15~30g。

若血压较高，可加地龙 10~15g，川芎 15~20g，天麻 10~15g。

心力衰竭变化复杂，进展较迅速，必须中西医结合治疗，把西医辨病与中医辨证密切结合起来，适当搭配中西药，做好中西医优势互补，其疗效必高于单纯西药及单纯中药的效果。

十五、缺血性脑血管病

缺血性脑血管病是各种原因造成的脑组织缺血性疾病的总称，引起缺血性脑血管病的病因分为血管因素、血流动力学因素及血液因素。本文主要指血管因素造成的缺血性脑血管病。急性期的治疗应以西医为主，不可贸然加用中药治疗。在缓解期以及后遗症时期，中医中药及时加用，效果较单纯西药治疗要理想及可实行。当今社会，缺血性脑血管病的治疗应以现代医学的治疗为主，尤其是早期及急性期治疗，中医中药治疗应慎而再慎，对缓解期及后遗症期，中药、针灸、推拿应是优选。其中心处方不只一个，而要根据病情及分型辨证施治。

缺血性脑血管病（中风）属于本虚标实之证，在本为肝肾不足、气血亏少，在标为风火相煽、痰湿壅盛、气血郁阻。临床常分中经络（病位较浅，病情较轻）及中脏腑（病位较深，病情较重）两类。

中心处方（一）：以清代医家王清任的"补阳还五汤"为主。

黄芪 30~75g，当归 10~30g，川芎 10~20g，赤芍 10~20g，桃仁 10g，红花 10~25g，地龙 6~20g。

水煎服，每日 1 剂，分 2 次服，10 日为 1 疗程。

若肢体活动障碍为主，可加丹参 15~30g，鸡血藤 20~30g，伸筋草 10~20g。

若合并言语障碍及吞咽困难，可加全蝎 8~15g，蜈蚣 2~3 条，石菖蒲 15~20g。

本中心处方适用于以气虚血瘀为主的缺血性脑血管病。

中心处方（二）：黄芪 30~45g，当归 15~20g，麦冬 10~20g，生地黄 15~30g，赤芍 10~25g，三七粉 3~6g（冲服），玄参 15~25g，黄连 3~10g，淫羊藿 10~20g，太子参 15~20g，鸡血藤 15~30g，炒白芍 15~30g，甘草 10g。

水煎服，每日 1 剂，分 2 次服，10 日为 1 疗程。

若阴虚火旺过重，舌红口干，大便干结，可加鳖甲 15~30g，知母 10~20g，火麻仁 15~30g，川大黄 3~10g。

若血压偏高，烦躁易怒，可加天麻 10~20g，钩藤 10~20g，栀子 10~15g，地龙 6~15g。

若血压偏低，身体瘦弱，形寒肢冷，瘀血偏重，可酌加人参 6~15g（或党参 15~30g），白术 10~20g，桂枝 10~20g，鸡内金 10~20g，山萸肉 15~30g，熟地黄 15~20g，山药 15~30g，三七粉 5~10g（冲服）。

本中心处方适用于以阴虚火旺、阴阳均虚为主的缺血性脑血管病恢复期的患者。

十六、血管神经性头痛

血管神经性头痛是临床常见病症，头痛程度较重，易反复发作，常影响患者的学习、工作。头痛一般分原发性头痛与继发性头痛。绝大多数患者伴有学习或工作紧张、熬夜、失眠、情绪不稳等状况。其发病机制主要是各种病因引起的颅内外血管舒缩功能障碍，血管通透性增加，血浆蛋白渗出形成无菌性炎症，刺激周围痛觉神经纤维引起头痛。

病因病机： 中医学认为，头为精明之府。学习紧张，工作压力大，思虑过度等导致脾虚肾亏、肝失条达，人体气血亏虚或逆乱，瘀阻经络，脑失所养，清窍不利，即发为头痛。

中心处方：柴胡 10~15g，菊花 10~20g，桑叶 10~20g，川芎 10~20g，丹参 15~30g，白芷 10~20g，白术 15g，当归 15g，茯苓 15g，薄荷 10g，炒白芍 15~30g。

水煎服，每日 1 剂，分 2 次服，10 日为 1 疗程。

若伴明显头晕、脉弦（血压升高），加天麻 10~15g，钩藤 10~20g，夏枯草 10~15g。

若乏力、嗜睡、脉虚者（血压偏低），加黄芪 20~50g，党参 10~20g，麦冬 10~20g，五味子 10~20g。

若伴五心烦热、舌红者，加栀子 10~15g，女贞子 10~20g，旱莲草 15~20g，地骨皮 10~15g。

若伴情绪焦虑、心情忧郁，可加郁金 10~20g，黄连 5~10g，枳壳 10~20g。

若伴明显失眠者，可加柏子仁 15~30g，炒酸枣仁 30~50g，夜交藤 15~20g，甘草 10g。

十七、颜面神经麻痹（周围性面瘫）

颜面神经麻痹是常见的面神经疾病，主要指面神经运动纤维发生病变所引起的面瘫，表现为口角下垂，额纹消失，不能皱额，眼睑不能闭合，眼睑下垂，鼓腮漏气，口角流涎等，感染是该病的常见病因。该病包括周围性面神经麻痹及中枢性面神经麻痹，本节只涉及周围性面神经麻痹，常为单侧发生。

病因病机：本病属本虚标实证，人体卫气功能下降，外邪入侵，致卫阳不固，痰浊瘀血痹阻经络，致面部气化功能失常，气血失和，肌筋失于濡养，使面肌舒缓收缩功能失常而发面瘫。

（一）急性期

发病 15 日以内。

中心处方： 柴胡 10~15g，防风 10~15g，大青叶 15~20g，葛根 15~30g，桂枝 10~15g，麻黄 6~10g，白附子 10~15g，僵蚕 10~15g，全蝎 10~15g，甘草 10g。

水煎服，每日 1 剂，分 2 次服，10 日为 1 疗程。

若兼有表证如恶寒发热、头痛、咳嗽、流涕，可加用金银花 15~30g，连翘 15~30g，牛蒡子 12~15g，桔梗 10~15g，薄荷 10g。

若表虚自汗，怕冷，去麻黄，加黄芪 15~30g。

头痛者加白芷 10~20g，羌活 10~12g。

若兼有痰浊，头身困重，胸闷，舌苔白腻，加胆南星 10~15g，半夏 10~15g。

（二）恢复期

发病 16 日至 6 个月。

中心处方： 黄芪 30~60g，当归 15~20g，川芎 10~15g，丹参 15~30g，白芷 10~20g，白附子 10~15g，全蝎 10~15g，僵蚕 10~15g，白芍 15~30g，甘草 10g。

水煎服，每日 1 剂，分 2 次服，10 日为 1 疗程。

若合并高血压，加天麻 15~20g，钩藤 15~20g，地龙 10~15g。

若气虚阳衰，畏寒肢冷，加干姜 15~30g，炮附子 10~15g，淫羊藿 15~20g。

若疾病经久不愈，筋脉肌肉迟缓不收，乏力，面色无华，苔白，脉虚无力，可加党参 15~30g，白术 15~30g，茯苓 15g，巴戟天 10~20g，金樱子 10~20g。

若见五心烦热，腰膝酸软，烦躁失眠者，可加生地黄 15~20g，女贞子 10~20g，旱莲草 15~20g，地骨皮 10~15g，酸枣仁 20~30g。

本病可合并针灸治疗。

十八、癫痫

癫痫发作是脑内某些神经元的异常持续性兴奋性增高和阵发性放电所致,导致一过性脑功能障碍,常见发作性精神恍惚,甚则仆倒,昏不知人,口吐涎沫,两目上视,四肢抽搐,移时苏醒,一如常人。本病病位在脑,病因多为先天遗传与后天所伤,发生机制十分复杂,甚至免疫机制亦参与其中。西药长期口服,对预防复发有效,但不良反应较多。对于严重类型反复发作的癫痫患者,最好中西药配合治疗为宜。针灸治疗对本病有效。

病因病机: 中医认为,本病的发生,大多为先天禀赋不足;或外感六淫之邪;或七情失调,过劳伤气;或饮食失节;或脑部外伤,瘀血阻络;或患他病之后,气机升降出入失常,脏腑失调,痰浊阻滞清窍,内风引动伏痰,经络失养致神机失用而发癫痫。

中心处方(一): 天麻10~20g,钩藤10~20g,珍珠母20~30g,夏枯草15~20g,生白芍20~45g,甘草10g,地龙10~15g,丹参20~30g,茯苓20~30g,桑叶15~20g,黄连6~10g,黄芩10~15g,姜半夏8~15g,炒枣仁20~30g。

水煎服,每日1剂,分2次服,10日为1疗程。

本方适合肝火上炎,口干口苦,痰瘀互结,上扰清窍,头晕头痛,血压偏高的癫痫患者。

中心处方(二): 郁金15g,鳖甲20~30g,龟板15~20g,龙骨20~30g,牡蛎20~30g,丹参20~30g,女贞子15~30g,旱莲草15~30g,僵蚕10~15g,丹皮15g,柏子仁20g,龙胆草10~15g,胆南星10~15g,炒枣仁20~30g,合欢花20~30g,川大黄5~10g。

水煎服,每日1剂,分2次服,10日为1疗程。

本方适合阴虚火旺,烦躁易怒,惊狂不安,大便干结,腰膝酸软,精神抑郁,癫痫经常发作的患者。

十九、睡眠障碍

睡眠障碍的西医治疗分心理治疗与药物治疗，药物治疗常有副作用。

病因病机： 遗传因素，情志失常，感受外邪，饮食不节，年老体衰，久病耗伤正气均是失眠易醒的病因；其病机又有虚实之分，虚证多因心脾两虚，气血失和，阴阳失调，阴血不足，血不养心所致；实证则多为食滞痰阻，心肝火旺，痰火扰心而发。更年期尤其女性因肾气不足，内分泌紊乱引起亦较多见。

中心处方（一）： 龙胆草10～15g，黄连6～10g，栀子10～15g，丹参20～30g，姜半夏10～15g，麦冬15～20g，柏子仁15～30g，远志10～15g，炒枣仁20～45g，丹皮15g，生地黄15～30g，夜交藤20～30g。

水煎服，每日1剂，分2次服，10日为1疗程。

本方适用于失眠多梦、口苦咽干、惊悸怔忡、心烦易怒、胸闷便干的实证患者。

中心处方（二）： 党参10～20g，郁金10～15g，当归15～30g，熟地黄15～30g，益母草15～30g，女贞子15～20g，旱莲草15～20g，龙齿20～30g，龙眼肉10～15g，地骨皮15～20g，丹参20～30g，合欢皮20～30g，炒枣仁20～45g，茯神15～20g，白术10～20g。

水煎服，每日1剂，分2次服，10日为1疗程。

本方适用于多梦易醒、胆怯心悸、五心烦热、胸闷汗出、乏力纳呆，偏阴虚气虚的虚证患者。

二十、帕金森病

帕金森病又称震颤麻痹，是好发于中老年人群的神经系统退行性疾病，以肌强直、震颤及运动减少为三大主要症状。现代医学认为该病与大脑的纹状体内的多巴胺含量显著减少有关。

病因病机： 中医认为该病属于"颤证"，病位在脑，肝、脾、肾三脏功能失调导致脑髓空虚，经络失养，气血不足，阴阳失调，日久肝肾阴虚，肝郁阳亢，化火生风，早期为风火相煽、痰热壅阻之标实证，中晚期为气血不足、肝肾亏虚（包括阴虚及阳虚），使肾精不能滋养五脏六腑、四肢百骸，出现脑髓失充的本虚之象。

中心处方： 郁金10～15g，天麻10～20g，胆南星10～20g，夏枯草10～20g，桑叶15～20g，熟地黄15～30g，山萸肉15～30g，山药15～30g，茯苓15～30g，泽泻15～30g，菊花15～20g，丹皮12～20g，丹参15～30g，柏子仁15～30g，麦冬15～30g，生白芍15～30g，甘草10g。

水煎服，每日1剂，分2次服，10日为1疗程。

若气虚、脾虚及痰湿过盛，可加黄芪15～45g，白术10～30g，茯苓15～30g，党参15～20g，姜半夏10～15g。

若阴虚火旺，肢体颤动过重，可加女贞子15～30g，旱莲草15～30g，鳖甲15～30g，栀子10～15g，黄芩10～15g，地龙6～15g。

若记忆力下降，失眠严重，可加石菖蒲15～20g，益智仁15～30g，炒枣仁20～45g，合欢皮15～30g。

以中心处方为重点，按中医辨证施治，必要时与西药同用，疗效较为满意。

二十一、抑郁症

抑郁症被现代心理学家称为"人类精神感冒"，少数患者较易被诊断出，多数患者尤其以躯体症状为主诉的，常被医生误诊。患者多次不一致地向医生描述躯体症状，或从头到脚，从表到里，而常误导医生的诊断与治疗。抑郁发作概括为情绪低落、思维迟缓、意志活动减退的"三低"症状。此病应与器质性病变及某些药物引起的继发性抑郁症及精神分裂症相鉴别。治疗此病的西药有多种，有其优越性。但也强调心理疏导，改变周围环境也有重要的治疗作用。

病因病机： 抑郁症属于中医"郁证""脏躁"等范畴，其病因病机主要为先天禀赋不足，外界情志刺激，七情内伤导致脏腑之间协调平衡状态被打破而功能失常，气机郁滞，心神被扰，肝失疏泄，阴阳失调。

中心处方： 郁金10～20g，栀子10～15g，丹皮10～20g，薄荷10～15g，柴胡10～15g，当归10～20g，茯苓15～30g，白术10～20g，白芍15～30g，甘草10g，百合15～20g，柏子仁15～30g，丹参15～30g，枳壳15～30g。

水煎服，每日1剂，分2次服，10日为1疗程。

若合并气虚血瘀，可加黄芪30～60g，赤芍15～30g。若合并失眠易醒，可加炒枣仁30～60g，合欢花20～30g，远志10～15g。若合并畏寒怕冷，可加桂枝10～20g，淫羊藿15～30g，金樱子15～20g。若合并口干舌燥，五心烦热，可加知母10～20g，麦冬15～30g，女贞子15～20g，旱莲草15～30g，地骨皮10～20g。

本病配合心理疏导治疗非常重要，必要时配合西药抗抑郁药的治疗亦是必要的。针刺治疗对本病效果也较好。

二十二、糖尿病

糖尿病是一组由多种因素（包括遗传、环境、自身免疫等）引起的以血葡萄糖升高为特征的代谢性疾病，主要是由于人体的胰岛素绝对或相对分泌不足导致的代谢紊乱综合征，分1型和2型两种。本文主要论及最常见的多发生于中老年的2型糖尿病。该病的危害主要是并发症——血管动脉硬化病变、肾脏的微血管病变、眼底的血管与微血管病变、周围神经病变等，常造成多器官损害。

病因病机： 中医归为"消渴"范畴。病因多为禀赋不足（遗传因素）、情志失调、饮食失宜、劳逸失度。病机主要是脾失健运，对食物的运化功能减退，导致精微物质不能正常输布。

中心处方： 黄芪 30~60g，当归 15~20g，党参 15~20g，生地黄 15~20g，麦冬 15~20g，黄连 5~10g，黄芩 10~15g，葛根 20~30g，白术 15~20g，丹参 15~30g，赤芍 15~20g，玉竹 15~20g，桑白皮 10~20g，丹皮 15g。

水煎服，每日 1 剂，分 2 次服，10 日为 1 疗程。

若口干舌红，手脚心发热，可加知母 10~15g，女贞子 15~20g，旱莲草 15~20g，鳖甲 10~20g。

若形寒肢冷，疲乏无力，纳呆腹胀，可加桂枝 15~20g，淫羊藿 15~20g，炒鸡内金 10~15g，太子参 15~20g，枳壳 15~20g，党参改人参 8~12g。

若出现眼疾及尿蛋白（糖尿病肾病），可加青葙子 10~20g，密蒙花 15~20g，蒲公英 15~30g，芡实 15~20g，覆盆子 15~20g。

若合并周围神经病变，如四肢末梢麻木、蚁行感、冷热感觉度变化，可酌加桂枝 15~20g，白芍 15~30g，红花 15g，川芎 10~15g，鸡血藤 20~30g，甘草 10g，细辛 3g，三七粉 3~6g（冲）。

糖尿病治疗必须中西医结合，但中药的作用不可低估，在改善临床症状、减少并发症、延年益寿方面常有事半功倍之良效。

二十三、甲状腺功能异常

甲状腺功能异常包括甲状腺功能亢进和甲状腺功能减退。

（一）甲状腺功能亢进症

该病因各种因素造成甲状腺体本身产生的甲状腺激素过多而引起甲状腺多种毒症。包括代谢增加及交感神经兴奋，患者身体各系统的功能亢进，常见怕热、心慌、多汗、易饥饿、多食、容易激动、兴奋、多语、好动、收缩压升高等症，严重者可有舌及手伸出时微颤抖，疲乏无力，甲状腺肿大甚至伴有眼部异常如突眼。

中心处方： 夏枯草 10~20g，珍珠母 20~30g，生地黄 15~30g，麦冬 15~30g，栀子 6~15g，蒲公英 15~30g，丹参 15~30g，女贞子 15~30g，旱莲草 15~30g，丹皮 15g，柏子仁 20g。

若出汗多，可加浮小麦 30g，生龙骨 20g，煅牡蛎 20g，茯苓 20g。

若心悸较重，可加炒枣仁 30g，知母 12~15g，天冬 15g。

若合并突眼，可加鳖甲 15~20g，荔枝核 30g，龟板 15~20g，猪苓 15~20g。

水煎服，每日 1 剂，分 2 次服，15 日为 1 疗程。

急性期应加用咪唑类或硫脲类。对咪唑类应注意防止其对肝功能的损害，要监测肝功能。缓解期要逐渐减轻西药的用量。

（二）甲状腺功能减退症

中心处方： 黄芪 20~30g，党参 15~30g，太子参 20g，白术 15~30g，桂枝 10~20g，淫羊藿 15~20g，山萸肉 20g，山药 20g，金樱子 15~20g，菟丝子 15~20g，五味子 15~20g，甘草 10g。

水煎服，每日 1 剂，分 2 次服，15 日为 1 疗程。

二十四、高脂血症

本病以血浆脂质浓度增高为主要临床表现，同时也是动脉粥样硬化、冠心病、高血压病的主要危险因素。西医对本病多采用他汀类药物治疗，但存在停药反弹、容易发生肝损害等局限性。中医治疗本病有独特优势。

病因病机： 该病属于中医"血浊""膏脂""痰浊"范畴。脾、肝、肾功能紊乱是本病发生的内在因素。血脂来源于脾胃的运化、肝的条达、肾气的温煦，若脾胃运化无能，肝失条达，肾气亏虚，必将导致痰浊内生，血与痰浊凝结于血脉，形成瘀血，痰瘀互结，必生内热，从而形成现代医学认为的高脂血症。治疗本病应健脾、疏肝、补肾、活血化瘀，才能达到降脂的目的。

中心处方：黄芪 30~50g，党参 15~30g，白术 15~30g，茯苓 15~30g，丹参 20~30g，三七粉 4~6g（冲服），山楂 15~30g，郁金 10~15g，泽泻 15~30g，黄连 5~10g，蒲公英 15~30g，葛根 20~40g，生地黄 15~20g，金樱子 15~20g，淫羊藿 10~20g，石韦 15~20g。

若合并高血压，可加杜仲 15~30g，天麻 10~20g，钩藤 10~20g，地龙 10~15g。

若合并冠心病，可加赤芍 15~20g，瓜蒌 20~30g，薤白 20~30g，红花 15~20g。

若合并体胖超重，脂肪肝明显，可将黄芪量加为 60~90g，再加茵陈 15~30g，鳖甲 20~30g。

若合并五心烦热，体瘦纳差，可加女贞子 10~20g，旱莲草 10~20g，地骨皮 10~20g，太子参 15~30g，鸡内金 10~20g。

若体寒怕冷，可加菟丝子 15~20g，桂枝 15~20g。

水煎服，每日 1 剂，分 2 次服，15 日为 1 疗程。

二十五、慢性肾小球肾炎

慢性肾小球肾炎，简称慢性肾炎，是由多种病因引起的双侧肾小球的一组弥漫性或局灶性病变，病程长，可有一段时间无症状期，是缓慢进行性病程，若不及时治疗，常发展成肾功能不全，甚至尿毒症，预后不佳。临床表现为蛋白尿、血尿、水肿、高血压及肾功能损害（重者可有血肌酐及尿素氮的升高）。

本病常由急性肾小球肾炎处理不当或延续发展而来，其病理损害主要在肾，其次与脾、肝、肺、三焦相关。主要为肾失开阖，肾的气血运行不畅，肾络受阻，气化不利，致使水液内停，开阖失司。其中脾的运化失调、肝的疏泄失调、肺的宣降失调、三焦功能失调参与其中。

此病应中西医结合治疗。

中心处方（一）：柴胡10~15g，防风10~15g，牛蒡子10~15g，党参15~20g，白术15~20g，茯苓10~15g，金银花15~20g，连翘15~20g，丹皮10~15g，小蓟15~20g，藕节15~20g，白茅根20~30g，生地黄20g，山药15~20g，淡竹叶10~15g。

若合并血压高者，可加夏枯草10~15g，决明子10~20g。

若合并全身水肿较明显，尿少者，可加泽泻20~30g，车前子15~30g。

此方适合肾炎的早、中期。水煎服，15剂为1个疗程，每日1剂，分2次服用。

中心处方（二）：柴胡10~15g，牛蒡子10g，黄芪15~30g，当归15~20g，党参15~30g，白术15~30g，茯苓15~30g，丹参15~20g，熟地黄15~30g，山萸肉15~30g，山药15~30g，丹皮10~20g，泽泻15~30g，炮附子6~12g，桂枝10~15g，白茅根15~30g，淡竹叶10~15g，金樱子15~20g，淫羊藿15~20g。

此方适合肾炎的后期。

若合并贫血者，可加大当归用量，另加枸杞15g，桑葚子15~30g，巴戟天15~30g。

若合并高血压者，可加天麻10~20g，钩藤10~20g，川芎10~20g。

合并纳差、乏力，甚至血中肌酐及尿素氮升高者，可加大黄芪、当归用量，再加太子参20g，炒鸡内金15g，神曲15g，炒麦芽15g，陈皮12~15g。

合并大便干，便秘者，加用川大黄、桃仁、火麻仁等。

此方适合肾炎的中、晚期。15剂为1疗程，水煎服，每日1剂，分2次服用。

二十六、尿路感染及肾盂肾炎

尿路感染是常见的疾病，女性多见，主要是尿道被常见的细菌等病原微生物通过尿道口或其他途径引起尿路的感染而引起尿急、尿频、尿道灼热感的症状。病原向上可引起下腹疼痛的膀胱炎及通过输尿管上行感染引起肾盂肾炎。

病因病机： 多因外感邪气，或情志所伤，或先天不足，正气减弱，致下焦湿热下注或上逆引起肾的气化不利，湿浊阻塞，瘀血阻络。

中心处方： 黄连 6~10g，黄柏 10~15g，石韦 15~20g，萹蓄 20~30g，瞿麦 20~30g，萆薢 15~20g，海螵蛸 20~30g，泽兰 12~20g，车前子 30~45g，白茅根 15~30g，淡竹叶 10g，甘草 10g。

水煎服，每日 1 剂，分 2 次服用，10 日为 1 疗程。

若为急性期或慢性过程中的急性发作期，可用以上用量，若为慢性及迁延期，可酌情减少用量。

若出现经常伴有下腹痛疼的慢性膀胱炎或肾盂肾炎时，应加黄芪 15~30g，白术 15~20g，王不留行 15~20g，路路通 15~20g，丹参 15~20g。

若有气虚血瘀，应加黄芪 15~30g，党参 10~20g，三七粉 5~8g（冲）。

若有脾虚、肾阳虚，应加人参（或党参）、白术、茯苓、桂枝、金樱子、淫羊藿等。

若有肾阴虚火旺，可加生地黄、旱莲草、麦冬、女贞子、丹皮。

二十七、前列腺增生

良性前列腺增生是男性泌尿系统疾病中最常见的疾病之一，多发生于中老年，是老年期因性激素平衡失调或其他原因导致前列腺组织的结节性增生、肿大引起的一系列临床症状，主要临床表现是排尿困难。包括早期的尿频、夜尿增多，排尿时间延长，尿线细而无力，小便分叉或排尿中断，尿意不尽，尿末余沥不断，甚至尿急、尿失禁，重者可因受凉、感冒、饮酒、疲劳、刺激性食物引起突发性尿潴留。

病因病机： 中医属"癃闭"范畴，病因多有外邪侵袭，或七情过极，脏腑失调，或生活起居失常，导致三焦气化不利，主要是膀胱气化功能失调，肺失宣降，肝失疏泄，脾失运化，肾精不化气，开阖失司，痰瘀互结。

中心处方： 黄芪30~60g，当归15~30g，益母草20~40g，王不留行15~30g，路路通15~30g，昆布15~20g，荔枝核20~40g，皂角刺15~30g，石韦15~20g，穿山甲6~10g，车前子20~30g，白术15~30g，茯苓15~30g。

水煎服，每日1剂，分2次服用，10日为1疗程。

若合并尿痛、尿频、尿道灼热，加萹蓄20~30g，瞿麦20~30g，萆薢15~20g。

若合并全身畏寒怕冷，尿流细长，可加淫羊藿15~30g，金樱子15~30g。

若合并手脚心发热，烦躁易怒，失眠，可加女贞子15~30g，旱莲草15~30g，地骨皮10~20g，柏子仁15~20g。

若合并尿失禁、便溏，可加补骨脂15~30g，芡实15~30g，覆盆子15~30g，炮姜15~30g。

前列腺炎者可参考以上方剂，但要加大清热解毒力度。

二十八、慢性前列腺炎

慢性前列腺炎常由急性前列腺炎迁延发展而来，临床表现为小腹、会阴、睾丸、腰骶、肛门的胀满不适，伴有小便不畅，淋漓不尽，尿道灼热疼痛，尿频甚至尿急的症状，重者可有以上部位的疼痛及性功能紊乱、口苦口干、心烦、失眠、畏冷、焦虑等，严重影响患者的生活质量。

病因病机： 本病属中医的"淋浊"范畴，患者多为素体阳虚，尤其是脾肾阳虚，寒湿侵扰，致痰湿下注，瘀血阻络，膀胱气化不利，水液代谢停滞，体内气机不畅，产生以上诸症。表现特点是寒热夹杂，虚实并存。治疗当寒热并用，攻补兼施。

中心处方： 黄芪30～60g，当归15～20g，白术15～30g，茯苓15～30g，萹蓄15～30g，瞿麦20g，黄柏15g，王不留行15～30g，车前子30～45g，淫羊藿15～30g，金樱子15～30g，鹿角霜15～20g，荔枝核20～30g，乌药10～15g，肉桂10～15g，三棱15～30g，莪术15～30g，皂角刺15～20g。

10日为1疗程，每日1剂，分2次服。

二十九、类风湿关节炎

类风湿关节炎是一种病因不明的以对称性多关节炎为主要临床表现的自身免疫性疾病。基本病理改变是关节滑膜炎和血管炎，最终导致关节畸形和功能丧失，甚至不经有效治疗导致中、晚期的多脏器损害。西医治疗主要是控制疾病进展，对症治疗及功能康复。

病因病机： 属于中医"痹证"的范畴，"风寒湿三气杂至，合而为痹也"，"风气胜者为行痹，寒气胜者为痛痹，湿气胜者为着痹"。正气不足，三气杂至，瘀血阻络，痰瘀互结，经脉壅滞，凝涩不通或郁久化热是本病的主要病机。

中心处方（一）： 炙乌梢蛇10～15g，蜈蚣2～3条，全蝎6～12g，露蜂房8～12g，羌活10～15g，独活10～20g，秦艽15g，鸡血藤20～30g，络石藤15～30g，皂角刺15～20g，丹参20～30g，苍术20g，瓦楞子20～30g，甘草10～15g。

10日为1疗程，每日1剂，分2次服。

若关节红肿热痛，所表现的湿热瘀是活动期类风湿关节炎的核心病机，应加用黄芩10～20g，蒲公英15～30g，威灵仙15～20g，薏苡仁

20~30g，延胡索 10~15g。

若表现上肢疼痛，加葛根 15~30g，桑枝 10~20g，桂枝 10~15g；下肢疼痛，加川牛膝 15~30g，木瓜 20~30g，伸筋草 15~20g；腰痛加杜仲 15~25g，桑寄生 20~30g，续断 10~20g。

若表现皮肤不出汗，可加防风 10~15g，加大羌活量。

此方适用于类风湿关节炎早、中期的治疗。

中心处方（二）：炙乌梢蛇 10~15g，蜈蚣 2~3 条，全蝎 6~12g，太子参 15~20g，白术 15~20g，茯苓 20~30g，丹参 20~30g，桑寄生 20~30g，青风藤 15~20g，海风藤 15~20g，鸡血藤 15~30g，独活 15~20g，皂角刺 15~20g，苍术 20g，瓦楞子 20~30g，白花蛇舌草 15~20g，甘草 10g。

若气血亏虚、脉络失荣，可加黄芪 20~30g，当归 15~20g，桂枝 15g，党参 15~20g，生地黄 15g，山萸肉 15~20g，山药 20g，丹皮 12g，泽泻 20g。

若关节变形，阴阳两虚，形体消瘦，肌肉萎缩，可加熟地黄 20g，山萸肉 20g，山药 15g，鹿角胶 10~20g（烊化），枸杞子 15~20g，菟丝子 15~20g，骨碎补 15~20g。

此方适用于类风湿关节炎中、晚期的治疗。

三十、系统性红斑狼疮

系统性红斑狼疮是自身免疫介导的，以免疫性炎性反应为突出表现的弥漫性结缔组织病，病因至今不清。临床表现早期为发热，皮肤和黏膜出现蝶形红斑，关节疼痛等，后期可导致狼疮肾炎、肺纤维化等多系统损伤，病情反复，活动期与缓解交替出现。女性发病率明显高于男性。

病因病机： 正气不足，外邪侵袭，瘀阻脉络为该病的病理改变，累及五脏，积湿生热酿毒，可致瘀热互结为患是最终的病理变化，属本虚标实，虚实夹杂。

中心处方（主要应用于活动期）：黄芪 15g，当归 10g，党参 15g，白术 15g，茯苓 15g，生地黄 15g，丹皮 15g，赤芍 15g，丹参 20g，金银花 20g，连翘 20g，蒲公英 20g，白花蛇舌草 20g，水蛭 3～6g，仙鹤草 20g，甘草 10g。

若以发热为主者，应加石膏 30g，知母 12g，黄芩 12g。

若多个关节肿痛，皮疹鲜红或瘀紫夹杂，可加土茯苓 15g，制乳香 8g，制没药 8g，独活 15g，羌活 10g，大枣 10 个。

若神疲乏力，行走困难，腰膝酸软，畏寒肢冷，甚至伴水肿者，可加人参 10g，改黄芪 30g，加桂枝 15g，炮附子 10g，秦艽 15g，威灵仙 15g，地鳖虫 10g，泽泻 20g。

三十一、干燥综合征

干燥综合征是一种以侵犯唾液腺、泪腺等外分泌腺为主的慢性炎症性自身免疫疾病。临床常见有唾液腺和泪腺受损，功能下降，出现口干、舌干、眼干症状之外，大多数患者还有其他外分泌腺及器官受累的系统损害症状。

病因病机：该病在中医学属"燥证"，属燥、虚、瘀、毒为患，而肝、脾、肺、肾皆伤的本虚标实之病。该病多缘于先天禀赋不足，或七情过极、气郁化火，伤津耗液，或饮食失宜，起居无常，外邪侵入，化火伤津，气化功能失常，痰瘀互结，阻滞气血之道，脾难能运化，肺难能宣发，肝难能疏泄，肾难能通调水道，五脏津液不能正常输布，致多脏器因缺气血津液的润养而功能失常。

中心处方：黄连 6～10g，黄芩 10～15g，石膏 20～30g，知母 10～15g，沙参 15～30g，麦冬 10～15g，赤芍 15g，丹皮 15g，白芍 15～30g，甘草 10g，乌梅 15～30g，半边莲 15～20g。

若合并脾虚湿盛，大便稀溏，可加党参 15～30g，炒白术 15～30g，茯苓 15g，山药 15g。

若有阴虚火旺，大便秘结者，可加女贞子 15g，旱莲草 15g，地骨皮 15g，火麻仁 20~30g。

若合并气虚、阳虚者，可加黄芪 20~30g，淫羊藿 15~20g，金樱子 15g。

干燥综合征病因病机复杂多变，辨证治疗的根本目的是"存阴津"，提高患者的免疫力，帮助外分泌腺的功能恢复，解除口干、眼干的症状。

三十二、强直性脊柱炎

强直性脊柱炎是一种或几种抗原介导的多因素参与的发生在遗传易感个体的自身免疫性疾病，主要侵害骨骼关节、脊柱中轴，并可累及外周关节、内脏，男性发病率远远高于女性。

病因病机： 中医理论分析，本病可起于先天禀赋不足或后天调摄失调，房室不节，惊恐、郁怒，病后失调等，致肝肾亏虚，风寒湿邪乘虚侵袭骨骼、脊柱，致痰浊瘀血相互胶结而致病，属"痹证"范畴，属本虚标实。

中心处方： 杜仲 15~20g，续断 15~20g，狗脊 15g，羌独活各 15g，桑寄生 20~30g，牛膝 15~20g，鹿角霜（或胶）10~20g，地鳖虫 10g，生熟地各 15g，蜈蚣 2~3 条，全蝎 5~10g，山萸肉 15~20g，鸡血藤 20~30g，甘草 10g。

若阴虚火旺，身体烦热，口干舌燥，可加女贞子 15~20g，旱莲草 15~20g，地骨皮 15g，鳖甲 10~20g，蒲公英 15~30g。

若阳虚怕冷，可加金樱子 15g，淫羊藿 15~20g，桂枝 10~20g，白芥子 6~12g。

若脾虚湿盛较重者，可加党参 15~30g，白术 15~30g，茯苓 15~30g，干姜 15~30g。

若气虚懒言，肢体痿软无力，关节明显受限，可加黄芪 30~60g，人参 10g，丹参 15~30g，骨碎补 15~30g，红花 10~20g。

总之本病治疗，中医中药有较大优势，若辨证得当，疗效较为满意。

三十三、痛经

痛经为妇科最常见症状之一，一般分原发性痛经和继发性痛经。原发性痛经主要与来月经时子宫内膜前列腺素的含量增高有关。此外，还与精神、神经因素及经前受寒凉有关。妇科检查无异常发现。本文主要论述原发性痛经的治疗。

病因病机： 原发性痛经常见经前或经期小腹冷痛，得热痛减，月经推后，量少，色黯有血块；面色青白，肢冷畏寒，舌黯苔白，脉沉紧。病位在胞宫、冲任。寒、瘀为主要病因，寒凝胞宫，气血瘀滞，肝郁气滞，阻塞胞宫脉络，不通则痛为其基本病机。

中心处方： 柴胡 10~15g，香附 6~10g，当归 15~30g，熟地黄 15~30g，赤芍 10~20g，炒白芍 15~30g，甘草 10g，乌药 10~15g，小茴香 10~15g，续断 15~20g，桂枝 10~15g，川芎 10~15g，红花 15~20g。

若合并乳房胀痛，可加昆布 15~20g，川楝子 10~12g。

若合并心烦失眠，可加栀子 10g，柏子仁 15~20g，茯苓 10~20g。

若气虚懒言，疲乏无力，可加黄芪 15~30g，白术 15~20g，肉苁蓉 15~20g。

若合并畏寒，血块较多，可加淫羊藿 15~20g，延胡索 10~15g。

若月经量少，可加益母草 15~30g，鹿角霜 15~30g（或鹿角胶 20g 烊化）。

一般 7 日为 1 疗程，每日 1 剂，分 2 次服。

三十四、更年期综合征

更年期综合征是由于女性在绝经前后卵巢功能逐渐衰退导致雌激素分泌减少，以自主神经系统功能紊乱为主，并伴有心理症状的一组症候群。有的发病年龄较早，有的较晚，有的症状持续仅几个月，有的可持续几年甚至十多年。患者十分痛苦。现代医学用雌激素替代疗法常有效改善症状，但不良反应较多，目前多被中药代替，这也是中医中药治疗该病的优势所在。

病因病机：围绝经期妇女天癸衰竭，肾之精气亏虚，出现阴阳俱虚的症状。

中心处方：生地黄 15～30g，益母草 15～30g，熟地黄 15～30g，丹参 15～30g，当归 15～30g，淫羊藿 15～30g，菟丝子 10～20g，栀子 10～15g，丹皮 10～20g，柏子仁 15～25g，续断 15～20g。

10 日为 1 疗程，每日 1 剂，分 2 次服。

若月经停止突然，以怕冷乏力为主要症状，可加鹿角霜 15～30g 或鹿角胶 15～30g（烊化）。

若阴虚火旺，五心烦热，失眠较重，可加女贞子 15～30g，旱莲草 15～30g，地骨皮 15～20g，炒酸枣仁 15～30g 或黄连 3～10g。

若体弱体瘦，月经量平素较少者，可加阿胶 15～30g（烊化），山药 15～30g，茯苓 15～20g，太子参 15～20g，黄芪 15～30g。

更年期综合征，中医中药辨证得当，常可达到立竿见影之效。

三十五、恶性肿瘤

恶性肿瘤是严重危害人类健康的重大疾病，发病率持续升高，病死率居高不下，是目前世界医学最难攻克的难题之一，是一种由多种因素共同作用导致的令广大群众谈虎色变的疾病。其发病机制并不十分明确。

西医对肿瘤的认识已发展到分子生物学、基因学的科学高度，但它是还原论、线性观、因果关系的理念，靶向目标明确，针对肿瘤治疗也多是对靶性的，无论是手术切除，还是化疗、放疗、介入性治疗等，他们很少考虑到恶性肿瘤不仅是早期的局部性疾病，在肿瘤发生发展的各个阶段也是整体性疾病，是各脏腑都要受累及的疾病。应该承认西医的优势是外科手术切除，化疗对某些恶性程度较高肿瘤的有效抑制作用，在促进恶性肿瘤的细胞凋亡方面有中医无法替代的效果，我们应该肯定现代医学在对抗恶性肿瘤方面的明显作用，但放疗化疗的副作用也是有目共睹的。

几十年的中西医结合实践使我产生了强烈的认识，就是——面对恶性肿瘤，中西医结合治疗有其高于单纯中、西医的优势，其疗效明显高于单纯西医的治疗，对那些经过手术的患者，加入中医中药治疗，在提高患者的生活质量，防止复发及转移，延长生存期方面均有明显作用。尤其对那些处于恶性肿瘤中晚期"带瘤生存"的患者，合理的辨证施治常带来意想不到的效果，使他们对后期治疗的期望大增而喜形于色。

病因病机： 中医对恶性肿瘤的认识亦有多种，集中起来讨论，其病因主要为外邪内邪致毒。外毒主要指六淫邪气过盛转化为毒，或外邪内侵酿久成毒。内生之毒主要是脏腑功能失调，气血运行失常，七情郁而化火生毒。癌毒是毒邪的一种，是导致肿瘤发生发展的关键，癌毒常与痰、瘀、热、湿、风、寒等病邪兼夹，共同构成肿瘤的复合病机。中医将恶性肿瘤病因归结为癌毒，它既是致病因素，又是病理产物，与痰、瘀、热、湿、风、寒等病理因素兼夹致病。作为内生之毒，多产生在机体正虚基础上，是多邪积变的结果，所谓邪气所凑，其气必虚。癌毒有阴毒、阳毒之分，形成肿瘤前多蕴蓄深伏体内，难以察觉，符合阴毒的特征，但癌毒常显露于表，感而即发，邪气亢盛，病势凶猛，又符合阳毒的特征。恶性肿瘤的病因病机有特异性，多种病理变化复合呈现，多脏同病、多证交错、虚实夹杂、阴阳失调、因果互动、症状多发，造成治疗上的困难，但总的治疗措施应围绕扶正祛邪、调节阴阳平衡、标本同治、以毒攻毒等治疗大法。

无论何种癌症，治疗上必须用扶正养正与祛邪排毒两大类药物，我们把补气、补血、滋阴、温阳类药物归在扶正养正的一面，把抗毒、化痰、祛湿、化瘀的药物归在祛邪排毒的一面。这两大类药物必须同时存在于辨证施治的各种恶性肿瘤的每个疗程中。只不过根据癌症的性质、病位、进展程度及患者的正气状况分别给予不同种类、不同剂量的扶正及祛邪药而已。笔者临床治疗多种恶性肿瘤，深感中医中药在治疗恶性肿瘤中的重要作用，并与患者及其家属一起分享了治愈及"带瘤生存"的幸福与喜悦。

（一）常用药物

1. 抗癌扶正药物

（1）补气补血药：人参、党参、西洋参、太子参、黄芪、白术、茯苓、当归、枸杞子、桑椹、巴戟天、灵芝、熟地黄、山茱萸、甘草、白芍、阿胶、黄精、何首乌等。

（2）滋阴药：麦冬、天冬、生地黄、黄精、女贞子、旱莲草、枸杞子、石斛、桑椹、沙参、桑寄生、鳖甲、龟板、玄参等。

（3）温肾助阳药：淫羊藿、冬虫夏草、补骨脂、炮附子、肉桂、桂枝、菟丝子、胡桃仁、金樱子、仙茅、乌药、艾叶、小茴香、续断、海马、韭菜子、鹿茸、鹿角胶、麻黄、细辛、白芥子、九香虫等。

2. 抗癌祛邪药

（1）化痰软坚药：制半夏、黄药子、天南星、茯苓、猪苓、泽泻、车前子、薏苡仁、佩兰、藿香、海藻、昆布、山慈菇、浙贝母、胖大海、荔枝核、鳖甲、龟板、穿山甲、砂仁、旋覆花、瓦楞子、牡蛎、礞石、海浮石等。

（2）和血逐瘀药：三棱、莪术、三七、丹参、赤芍、川芎、乳香、没药、延胡索、水蛭、桃仁、红花、郁金、泽兰、水红花子、石见穿、王不留行、路路通、姜黄、牛膝、虎杖、丹皮、鸡血藤、血竭、凌霄花、急性子（透骨草）、七叶莲等。

（3）祛邪解毒抗癌药：白花蛇舌草、半枝莲、半边莲、白英（白毛藤）、肿节风、金荞麦、山豆根、蚤休、菝葜、蛇莓、冬凌草、藤梨根、茯苓、猪苓、肉苁蓉、金银花、连翘、蒲公英、板蓝根、黄连、黄芩、黄柏、龙葵、栀子、龙胆草、茵陈、浙贝母、海藻、昆布、荔枝核、鸦胆子、皂角刺、白头翁、败酱草、野菊花、紫花地丁、穿心莲、夏枯草、土茯苓、鱼腥草、苦参、天花粉、猫眼草、龟板、鳖甲、穿山甲、全蝎、蜈蚣、地鳖虫、僵蚕、蝉蜕、斑蝥、蟾蜍、守宫、露蜂房、刺猬皮、黑蚂蚁等。

（二）治疗体会

作者本人中西医结合治癌已积累了数十年经验，深刻体会到防癌治癌一定要掌握好以下几个方面：

——无论何种癌症，中医中药必须作为重要的治疗措施与手段之一参与其中。中药相较于西药的最大优势是维护人体的正气，即保持及增强人体的免疫力与抵抗力。首先要顾护脾胃这个后天之本，让患者能吃进饭、吃好饭，食欲好、大便通，即要维护好脾胃的运化能力。这是保护人体正气、元气的先决条件。

——各种患者，病情差别较大，男女有别，胖瘦各异，情感反应、药物耐受性不同，必须体现个性化治疗，或以扶正药为重，或以祛邪抗癌毒药为重，或二者兼重，要体现阶段性用药的特点。

——人是富有感情的高级生灵，患者一旦得知病情，合并焦虑症、抑郁症的较多，过于悲伤的患者居多，医者要身心疾病一起治疗，要态度和蔼，真情体贴，恰如其分地疏导，帮助患者合理分析，尽量避重就轻，使病人建立起战胜癌症的信心与信念，配合好医生的治疗。

——患者病程的中晚期，或者癌毒已转移，多出现肾阴虚、肾阳虚的状况，尤以肾阳虚者居多。肾为先天之本，一定要做到阴中温阳、阳中滋阴，达到阴阳平衡，还要注意气血的补充及气机的升降，疏肝解郁之药必须用之。

——癌症病机多见痰、瘀、湿、热、风、寒等关键因素，复杂兼夹为病，要根据不同癌毒特点，辨证施治，多法合用，在顾护正气的基础上要以毒攻毒，大胆使用抗癌毒性能强的药物，如蚤休、半枝莲、半边莲、白花蛇舌草、全蝎、蜈蚣、守宫、斑蝥、穿山甲之类的药物，常能抑制甚至凋亡杀灭扩散的癌细胞。笔者治疗上千例的各种癌症，尤其手术后的癌症患者，深感加入中医中药治疗后效果明显，有不少癌毒已转移的患者，已打破外科手术大夫对患者家属交代的只能再存活半年或一年的所谓定论，竟奇迹般地又多活了十几年，而且转移灶经 CT 检查已消失，检查血内肿瘤标志物已恢复正常，这种案例无论是脏腑癌还是血癌都有事例佐证。这是中医中药的宽容性、柔性的伟大，并不能完全归结为医生医术的高明。

——医生治疗癌症的过程中，用药一定要根据病情病位、病程及体重适当搭配扶正与祛邪药物的种类及用量。一般扶正药物与祛邪抗癌毒的药种类总数不宜超过 30 味，每味药量尤其抗癌毒药物的剂量不能过大，要经常做血常规及肝功能、肾功能、电解质等实验室检查，因为抗癌毒的药物对肝、肾及血细胞常有损害的副作用。

总之，中医中药治疗一定要始终保持患者正气存内、正强邪弱的态势，随时根据病情的进展灵活辨证施治，随时识别核心病机，制定好核心处方或中心处方。

本人水平有限，对以上常见病的治疗不能妄称核心处方，只能是中心处方加减而已。